中华老字号 China Time-honored Brand | 中国非物质文化遗产 China Intangible Cultural Heritage

国家级非物质文化遗产『昆中药传统中药制剂』丛书

昆明方目

昆明市药材业同业公会 编
昆明中药厂有限公司 校注

YNKJ 云南科技出版社
云南出版集团
·昆明·

图书在版编目（CIP）数据

昆明方目 / 昆明市药材业同业公会编 ; 昆明中药厂有限公司校注 . -- 昆明 : 云南科技出版社 , 2022
ISBN 978-7-5587-4726-7

Ⅰ . ①昆… Ⅱ . ①昆… ②昆… Ⅲ . ①中成药－配方－昆明－目录 Ⅳ . ① R286-62

中国版本图书馆 CIP 数据核字 (2022) 第 212799 号

昆 明 方 目

KUNMING FANGMU

昆明市药材业同业公会　编
昆明中药厂有限公司　校注

出 版 人：温　翔
责任编辑：吴　琼　张彦艳　张　磊　王永洁
封面设计：刘光火
责任校对：秦永红
责任印制：蒋丽芬

书　　号：ISBN 978-7-5587-4726-7
印　　刷：昆明美林彩印包装有限公司
开　　本：787mm × 1092mm　1/16
印　　张：6.25
字　　数：110 千字
版　　次：2022 年 11 月第 1 版
印　　次：2022 年 11 月第 1 次印刷
定　　价：60.00 元

出版发行：云南出版集团　云南科技出版社
地　　址：昆明市环城西路 609 号
电　　话：0871-64170939

国家级非物质文化遗产“中医传统制剂方法（昆中药传统中药制剂）”
保护资金补助项目

保护单位：昆明中药厂有限公司

国家级非物质文化遗产“中医传统制剂方法（昆中药传统中药制剂）”
保护领导小组及编委会

组　长：杨承权
副组长：孙　成
成　员：金　凌　汪绍全　李　苑　杨美燕　刘　艳　刘　键
周凤龙　任　涛　闫立荣　杨映菊　张　倩　赵祖东

实施小组主编：杨祝庆

技艺代表性传承人：张元昆　赵桂英　刘　珍　李　恒
春永仙　姜秀英　阮　云　钱　进
产品整理：金　凌　谢民秀　刘　艳　孙　蓉　李淑红　张兴元
白丽红　吴冬衡　吴　叶　陈宗凤　王云鹏　杨祝庆
钱　进

档案征集：陈宗凤　王云鹏　陈晓英　赵小康
协助出版：银　杰

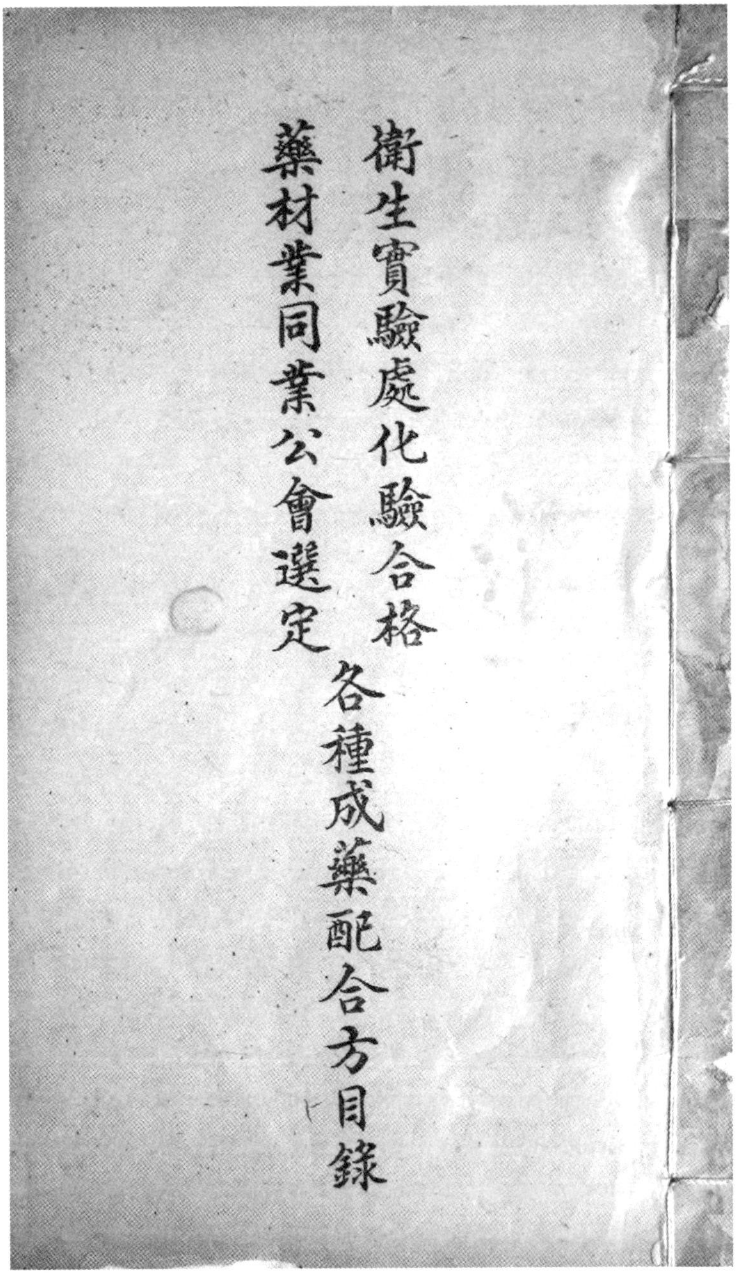

《昆明方目》封面

《昆明方目》原书全称《卫生实验处化验合格药材业同业公会选定各种成药配合方目录》。1942年，昆明市药材业同业公会常务委员赵衡三给云南全省卫生实验处处长缪安成的呈文首次称该本子为“方目”，故简称《昆明方目》。《昆明方目》是1939年（昆明市）药材业同业公会选定，并经当时的（云南全省）卫生实验处化验合格的中成药汇编。右侧线装，高18.5cm、宽11.6cm，竖排。

《药材业同业公会成药经方汇刻序》，即《昆明方目》的原序，置正文之前。这里的“药材业同业公会”指昆明市药材业同业公会，是当时负责中药业的行业组织。“卫生实验处”指1936年7月1日成立的云南全省卫生实验处。

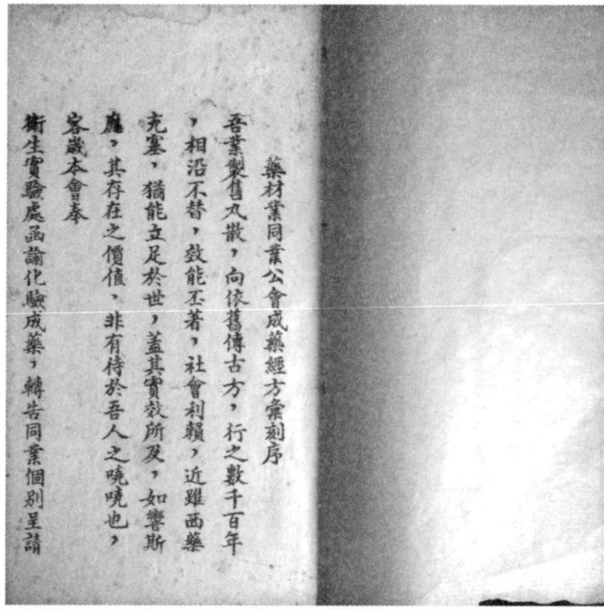
藥材業同業公會成藥經方彙刻序
吾業製售丸散，向依舊傳古方，行之數千百年，相沿不替，效能丕著，社會利賴，近雖西藥充塞，猶能立足於世，蓋其實效所及，如響斯應，其存在之價值，非有待於吾人之曉曉也，客歲本會奉
衛生實驗處函諭化驗成藥，轉告同業個別呈請

《昆明方目》原序

序言落款“云南药材业同业公会”，指云南（昆明市）药材业同业公会。编定时间为“民国二十八年一月”。正文前和书口均标“昆明市药材业膏丹丸散目录”。手写石印，竖排，每页7行，每行20字，药名占3字，分量小字双行。序言6页，正文54页（27叶），约0.84万字。无板框，无目录和跋。

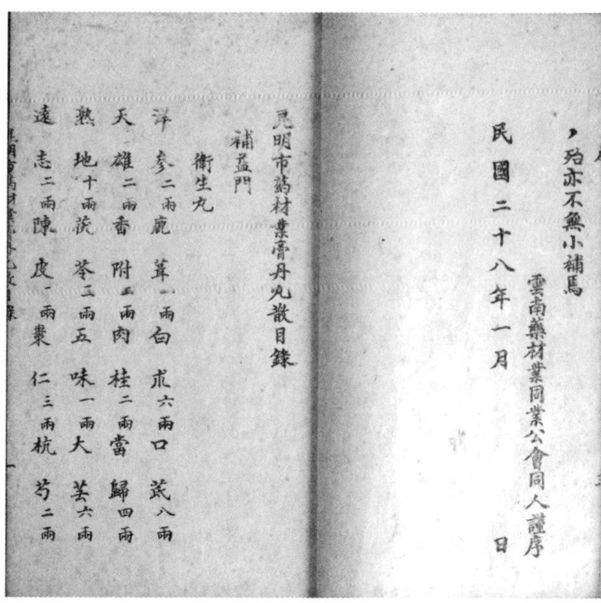
，殆亦不無小補焉
民國二十八年一月　日
雲南藥材業同業公會同人謹序

昆明市藥材業膏丹丸散目錄
補益門
衛生丸
洋參二兩 鹿茸一兩 白朮六兩 口芪八兩
天雄二兩 香附五兩 肉桂二兩 當歸四兩
熟地十兩 淡苓五兩 五味一兩 大芸六兩
遠志二兩 陳皮一兩 棗仁三兩 杭芍二兩

《昆明方目》序言落款和正文首页

序　一

中医药文化是中华优秀传统文化宝库中一颗璀璨夺目的明珠。传统中医药是我国丰富多彩的非物质文化遗产的重要组成部分。

“中医传统制剂方法（昆中药传统中药制剂）”（简称“昆中药传统中药制剂”）于2014年入选国家级非物质文化遗产代表性项目名录，这是云南省第一个国家级中医药非物质文化遗产项目。昆明中药厂有限公司（简称昆中药公司）是该项目的申报单位和保护单位。

为了做好“昆中药传统中药制剂”的保护工作，昆中药公司认真履行保护单位的职责，严格实施《昆中药非物质文化遗产十年（2012—2022）保护规划》。经过多年努力工作，取得了显著成效，在2019年文化和旅游部组织的国家级非物质文化遗产保护执行情况验收中，“昆中药传统中药制剂”保护被评定为合格，并再次明确昆中药公司继续作为“昆中药传统中药制剂”的保护单位。

昆中药公司在保护工作得到肯定后不满足、不停步。为使“昆中药传统中药制剂”得到更好、更有效的保护、传承和发展，在文化和旅游部的帮助和支持下，于2020年又制订出新的保护计划，组织专业团队再深入挖掘、收集有关昆中药在各个历史时期的文献资料，进行整理与研究，编辑成书出版。经过一年多艰苦卓绝的工作和云南科技出版社的精心策划，现已编辑成《昆中药传统中药制剂治瘟运用》、《昆中药传统中药制剂使用手册》、《昆中药传统中药制剂档案图册》、《昆明81种成药配方目录》（校注本）和《昆明方目》（校注本）等书。这是昆中药公司履行其保护职责取得的又一项可喜可贺的丰硕成果。

这套国家级非物质文化遗产“昆中药传统中药制剂”丛书，翔实记录了“昆中药传统中药制剂”在昆明乃至云南的来源、创新及发展的640多年的历程，生动地记载了昆明乃至云南历代中医药人传承、研发疗效卓著中药制剂的智慧和医者仁心、仁术及高尚医德药德，记录了昆明传统中医药在历史上重大疫情中救治染疫病人、挽救和保障民众生命的动人事迹。

这套丛书的出版发行必将向广大读者传播许多宝贵的中医药知识，使大家有机会增加对“昆中药传统中药制剂”这项国家级非物质文化遗产的认识，提高大众对传统中医药文化自信，提升人民群众的中医药科技素养，为进一步保护和传承这项国家级非物质文化遗产奠定坚实的基础，为人民健康事业的发展发挥一定的积极作用。

昆中药公司众多非物质文化遗产保护工作人员和这套丛书主编杨祝庆等同志，为丛书编辑出版付出了无数艰辛的努力，作出了不小的贡献。他们对非物质文化遗产的敬畏心和为保护、传承、传播“昆中药传统中药制剂”这项国家级非物质文化遗产不计付出的奉献精神，值得我们每一位非物质文化遗产保护工作者学习和尊敬。

刘世荣
云南省非物质文化遗产保护专家委员会委员
2022年6月17日

序　二

2014年12月3日，中国政府网发布《国务院关于公布第四批国家级非物质文化遗产代表性项目名录的通知》，“中医传统制剂方法（昆中药传统中药制剂）”载入其中，标志着“中医传统制剂方法（昆中药传统中药制剂）”跻身国家名片。

昆中药是中国中医药五大老字号之一，是中国“南药”的杰出代表。在昆中药公司的学习调研中，我看到了“国家级非物质文化遗产代表性项目‘中医传统制剂方法（昆中药传统中药制剂）’”“中华老字号”“国家知识产权优势企业”“全国中成药工业国有重点企业五十强”等牌匾，获得这些“国字号”荣誉实属不易，弥足珍贵。这些开拓创新获得的硕果，许多人为之付出了艰辛的奋斗。这不仅是昆中药公司的荣誉，而且是高新区全区、昆明全市乃至云南全省令人振奋的好事，可喜可贺。

2020年1月3日，昆中药公司新厂在昆明国家高新区国家生物产业基地建成投产，由1959年起的“南坝时代”进入智能制造的“马金铺时代”，产能比原南坝厂区提高60%，生产效率提高40%，颗粒剂年产量超4亿袋。昆中药公司显示出强劲的增长力和辐射力，树起了现代高新技术企业的新形象。

我非常高兴成为国家级非物质文化遗产“昆中药传统中药制剂”保护丛书最早的读者之一，迫不及待地把这套丛书推荐给大家。我于1992年起在高新区工作至今，长期研究致力推进生物医药产业发展，曾撰写《建设“昆明药谷”打造“云药航母”》，以创新的理论指导、创新的实践参与和见证了云药的成长。2002年，云南省政府为加快云药发展，决定在全省制药企业中选择10户作为重点扶持对象，其中有8户入驻昆明国家高新区（还有1户虽未入驻，但被高新区企业控股），昆明国家高新区成了云南最大的生物医药产业集聚区。这不仅标志着高新区生物医药特色产业已经形成，而且为2007年国家认定昆明国家生物产业基地奠定了坚实的基础，生物医药产业集聚区现已成为全国前50强生物医药产业园区。国家科技部生物技术发展中心公布2021年国家生物医药产业园区综合竞争力排行榜，在全国211个生物医药产业园区中昆明高新区排第38名，为云南唯一上榜园区。实践证明，云南发展生物医药产业的战略是正确的。未来，云药产业仍然是朝阳产业。我们要抢抓战略发展机遇，打造云南现代中药科技产业城，乘“国字号”推进中医药产业化、现代化，使之成为全国有重要影响力的生物医药产业集聚区，辐射南亚东南亚的区域性生物医药创新基地和制造基地，把云药产业真正发展成为云南的支柱产业。

这套国家级非物质文化遗产“昆中药传统中药制剂”保护丛书的编者是下了真功夫的，真实记录了历代昆明医药工作者的技术技艺和文化知识,留存了宝贵的文明实践，为云南中医药产业的现代化，为健康中国建设创造了条件。这套丛书功在当代，利在千秋。联合国保护非物质文化遗产的初心中国保护非物质文化遗产的使命，都必须落在相应的项目、单位和具体的人身上。昆中药公司的员工不忘初心、牢记使命，开创了一片新天地。再次为昆中药公司的业绩点赞！为昆中药公司为我们创造了这么多好经验点赞！衷心祝愿昆中药公司高质量跨越式发展，继续抢占中医药产业化、现代化的前沿阵地，支撑云南打造“健康生活目的地”，走向世界，造福人类。

姚德宙
昆明国家高新区原党工委委员、机关党委书记、经济发展局局长
2022年11月16日

前　言

昆中药公司是“中华老字号”企业，中国非物质文化遗产保护单位。“中医传统制剂方法（昆中药传统中药制剂）”于2014年11月入选国家级非物质文化遗产代表性项目名录，是云南省第一个入选国家级非物质文化遗产名录的中药文化项目。

一、项目概况

“昆中药传统中药制剂”源于1381年，传承640多年，由昆中药公司传承发展的流传于云南省昆明地区的传统中药文化。它包括“厚德”“精工”“毋减”的药德药道、独树一帜的产品体系、口口相传的造药技艺、“舒清养”治未病的中药养生理念、严谨苛刻的“师带徒”制度、82家老字号药铺和艰苦奋斗的发展历程等7项文化内涵，是云南中医药、民族医药的典型代表，是我国传统医药的重要组成部分。

“昆中药传统中药制剂”植根于兰茂《滇南本草》等传统医药典籍和云南丰富的中药材土壤，在继承传统的基础上，博采彝族、苗族、壮族等民族医药众家之长，坚守“大药厚德”“选材精当”“精工修合丸散膏丹，遵法炮制生熟饮片”的制药信念，传承弘扬“毋减毋糙修精品，勤心勤力志康宁”的厂训和企业精神，创造了“舒肝散”“舒肝颗粒”“参苓健脾胃颗粒”“小儿救急丹”“阮氏上清丸”“翟玉六止咳丸”“郑氏女金丹”“桑菊银翘散”“清肺化痰丸”等一大批昆中药传统中药，其配方独特、疗效显著，深受广大用户喜爱。许多中成药已载入国家药品标准，在促进人类身体健康等方面发挥着积极作用。

“昆中药传统中药制剂”的影响遍及缅甸、越南、泰国等东南亚国家。中医药文化底蕴深厚，用传统工艺及技能生产的中成药具有云南地方特色和疗效优势。

自入选国家级非物质文化遗产代表性项目名录以来，“昆中药传统中药制剂”的保护单位昆中药严格履行承诺，实施《昆中药非物质文化遗产十年（2012—2022）保护规划》，取得了显著的成效：健全了“师带徒”制度，生产传承能力得到加强，非遗代表性传承人的引领作用凸显；抢救性记录了老药工技艺，搜集整理了一批珍贵的非遗档案文献，“中华老字号”文化和品牌得到整理和利用，提高了药品的文化内涵和美誉度；锻炼和培养了一批非遗保护队伍，开发了一批非遗作品，积极传播非遗技艺，扩大了非遗产品的受众人群。2018年1月30—31日，非遗电视纪录片《如意花开云之南》（15分钟）在中央电视台老故事频道《匠心》栏目播出，传播了药工精益求精的工匠精神。非遗传承人纪录片《丸心：一脉相传六百年》（10分钟），讲述了国家级非遗传承人张元昆对药艺的坚守与创新，弘扬了“大药厚德，恫瘝在抱”的企业使命。

2019年11月，位于马金铺新厂区的昆中药博物馆（含非遗体验馆）试开馆，开始接待参观者。全馆由展馆（240平方米）和非遗体验区（280平方米）两区组成。昆中药博物馆成为展示“中华老字号”和中国非物质文化遗产的重要场所。

2019年12月，全面介绍“昆中药传统中药制剂”的图书《老号话非遗：国家非遗昆中药传统中药制剂的传承》由云南人民出版社出版发行，非遗品牌为更多人所熟知。

经过数年的实施，原规划的任务已经基本完成，有的甚至超出预期。在2019年国家级非遗保护执行情况检查验收中，“昆中药传统中药制剂”保护被评定为合格，昆中药公司继续作为该项目的保护单位。

昆中药2016年被云南省文化厅公布为云南省非遗传承保护基地，2017年获云南省中医药学会“大众传播团体杰出贡献奖”，2018年入选云南省中医药文化宣传教育基地。昆中药公司“挖掘非遗档案，传播中药文化”

案例，被国家档案局评为2019年全国企业档案信息资源开发利用一等奖，受到表彰；2020年公布为云南省社会科学普及示范基地。

非遗保护是一项新的事业。长期以来，中医药非遗保护尊崇技术、工艺和做工匠人的社会氛围还有待提高；缺乏适合中医药自身传承与发展规律和特点的体制机制；经典名方和习用技艺的保障措施单一；适合机械化生产的制药工艺更新滞后；传统中医药文化式微，挖掘、整理、研究、展示和传播中医药文化的制度保障有待健全；中医药非遗保护基础薄弱。因此，非遗保护工作面临极大困难。

与单一制剂的项目相比，“昆中药传统中药制剂”是一个综合性项目，涉及非遗产品99个。其中，云南省防疫专家组推荐的新冠肺炎防控用药19个、国家基本药物13个。因此，涵盖的学科多，调查与研究的周期长，整理与创作科学、易懂的中医药非遗读物不易，且“昆中药传统中药制剂”产品绝大部分为非处方药，普及其科学知识的任务重。历史上的制剂标准文献、档案照片等史料未能有效整理利用，有待发挥应有的文化价值。2013—2015年，昆中药组织专业人员搜集、整理过“昆中药传统中药制剂”止咳丸等83个产品资料，开展合理用药研究，为产品推广发挥了一定的作用，但还应加以深入整理和研究。广大患者和人民群众的中医药需求不断增长，亟待加大中医药非遗自我药疗知识等公共文化产品的创作和传播力度。

二、非遗技艺整理

为认真落实习近平总书记关于中医药及非物质文化遗产工作的重要论述，加大传统医药保护传承发展力度，云南省文化和旅游厅于2020年8月26日印发《关于组织开展2021年度国家非物质文化遗产保护资金申报工作的预通知》，把传统医药类非遗项目列为年度重点项目，给予保护补助经费的支持。其重点支持传统医药类非遗项目的保护传承发展；支持范围包括开展传承活动、理论及技艺研究、人才培养、展示推广等；补助经费由项目保护单位直接登录平台申报。

昆中药公司以国家非遗重点项目“中医传统制剂方法（昆中药传统中药制剂）”理论与技艺抢救性记录史料的整理、研究和出版为目标，提交了《重点项目保护补助经费申报书》，按时申报。经过云南省文化和旅游厅审批，于2021年1月获得文化和旅游部核准，国务院批准，提前下达补助资金给予资助。省市财政、文化和旅游主管部门及时下达了专项资金。

接到补助资金通知后，为落实《重点项目保护补助经费申报书》计划，昆中药公司成立了非遗保护领导小组，负责协调实施中的有关事宜。保护领导小组设由中药学等专业技术人员组成的产品专家团，分工承担品种的资料挖掘、整理与研究，撰写初稿。

经过两年紧张的整理，如期完成计划，本项目形成了《昆中药传统中药制剂治瘟运用》等5本图书。

《昆中药传统中药制剂治瘟运用》：记述“昆中药传统中药制剂”防疫史、防疫药品、防疫贡献等内容。防疫史，以昆明为主扩大到云南中医药防疫史，分别记述明清时期、近代和中华人民共和国成立以来共3个时期的疫情防控措施和经验。防疫药品，分细菌性传染病和病毒性传染病药品，共有26个品种。用现代临床研究文献资料，记述其临床应用和药理毒理的作用。古今结合，为当前的新冠肺炎防治或未来的传染病防治提供借鉴。

《昆中药传统中药制剂使用手册》：在前期合理用药研究的基础上，整理出以99个传统中成药为重点，包括参苓健脾胃颗粒等现代剂型在内的140多个产品（含不同规格）的基础数据。根据《方剂学》，分为内科类、妇科类、儿科类、鼻科类、咽喉口腔科类、骨伤科类和皮肤科类共7科。其中，根据功能的不同，内科类又分为解表剂、和解剂、清热剂、表里双解剂、祛风剂、祛湿剂、蠲痹通络剂、祛痰剂、止咳平喘剂、消导剂、温里剂、理气剂、理血剂、补益剂、开窍剂、安神剂和驱虫剂共17类。每个制剂除转录药品说明书的内容外，考证、整理了处方的来源与出处，简述了药品质量标准与生产的沿革，以及品种保护和品牌事迹，以便于读者了解中医药在产业化、现代化中日新月异的进步。

《昆中药传统中药制剂档案图册》：从企业档案中，精选反映“昆中药传统中药制剂”的历史图片200多幅，以图为主、文字为辅，通俗易懂地介绍历史悠久、底蕴深厚的“昆中药传统中药制剂”。该书分制剂文化、精品文化、师徒文化、精神文化、老字号文化、勤勉文化和养生文化共7章。档案是历史的记录，是文化的见证物，透过这些档案，记录“昆中药传统中药制剂”7种文化样式，呈现其从家庭手工作坊到半机械化、机械化，再到现代智能制造所取得的跨越式变化和丰硕成果，展现昆中药传统中药制剂在创造性转化、创新性发展中丰富多彩的文化样式和文化特色。

《昆明81种成药配方目录》校注本：原本是1954年3月经昆明市人民政府卫生局审查合格，昆明市工商业联合会药商业同业公会印行的《国药八十一种成药配方目录》，“作为配合成药之标准”。1956年，昆明中药材全行业公私合营后，公私合营昆明市中药材加工厂（昆中药公司的前身）以此为生产依据，曾发挥了地方技术标准的重要作用。该目录因保留了宝贵的制药技艺，在昆明现代中药史上有着独特的文化价值。现存稀少。本次整理校注，注重保留原貌，沿袭地方文脉。

《昆明方目》：原名《各种成药配合方目录》，是1939年1月经云南全省卫生实验处化验合格，昆明市药材业同业公会选定的制药标准；又名《昆明市药材业膏丹丸散目录》，收录86方，分补益门、脾胃门、妇科门等14门。《昆明方目》是“昆中药传统中药制剂”绝大部分药品的早期制药标准。现存稀少。原文仅有药名、药方，本次整理根据档案考证，新增处方来源、流传和存续状况3项。《昆明方目》的施行是近代昆明制药标准化的开端，开启了近代昆明中药生产标准化的先河，具有重要的医药、文化价值。

三、非遗技艺整理的意义

本次非遗技艺的整理，深入挖掘了国家级非遗“昆中药传统中药制剂”信息资源，系统厘清了该项非遗产品的来源、流传和存续状况；整理了近代和现代两次标准化的技术法规，勾勒出中医药产业化、现代化的演变轨迹；记录了非遗产品生产传承的沿革以及在重大疫情和疾病防治中的作用；展现了中医药丰富多彩的文化样式，加深了对这项宝贵的文化遗产的认识；增强了文化自信和文化自觉，为进一步传承和保护中医药奠定了坚实的基础。

640多年来，昆明历代中医药工作者聚沙成塔，汇集成迄今的“昆中药传统中药制剂”和现代中药制剂。这些中药制剂包含了中医药各方面的理论和经验，凝结着宝贵的医药科学技术信息。这次整理，把这些信息保存下来，传播出去，必将增强人民群众的中医药科技文化素养，促进人民健康事业的发展。

在出版中，云南科技出版社精心策划，将本次整理成果汇集成一套丛书：国家级非物质文化遗产“昆中药传统中药制剂”丛书。各册图书可分可合，阅读十分方便。

本丛书的整理与出版，得到国家非物质文化遗产保护资金的资助，列入2021—2022年度中央对地方补助资金重点项目，并给予了大力支持。在此，对各级财政、文化和旅游主管部门及其工作人员和社会各界表示衷心的感谢！

本丛书的缺点和不足之处，希望读者批评指正。

国家级非物质文化遗产“昆中药传统中药制剂”保护领导小组

2022年6月4日

整理说明

一、《昆明方目》，原名《各种成药配合方目录》，是1939年1月经云南全省卫生实验处化验合格，昆明市药材业同业公会选定的制药标准；又名《昆明市药材业膏丹丸散目录》，收录86方。现国家级非物质文化遗产“昆中药传统中药制剂”绝大部分药品出自《昆明方目》。《昆明方目》是现在昆明常用中成药的历史见证物。

二、本次忠实于原本，分类、顺序、药名、药料名、剂量单位等均保持原文，留存原貌。其中，将原繁体字竖排版，一律改为规范的简化字横排版。底本的异体字、通假字、别称或简称不改，但出校记说明；底本误、脱、衍、倒者，予以勘正，并出校记说明据改、据补、据删、据以乙正之版本、书名或理由。对部分药料的习称不改动，据《昆明咀片规范》或药工口述加以注释。对明显错谬、遗漏的标点符号作了修改和补充，不出校记。

三、根据国家规定，从1979年1月1日起，全国中药处方用药的剂量单位一律采用“克”为单位的国家标准。本次整理保留原十六进制剂量单位。十六进制与国家标准计量单位换算率如下：1斤（16两）=0.5千克=500克，1两≈30克，1钱≈3克，1分≈0.3克，1厘≈0.03克，仅供参考。

四、原文每首药方仅有药名和处方。本次整理，为便于阅读新增处方来源、流传和存续状况3项。在书前和书后，添加了目录和方名索引。

五、在来源一项中，分两类：（1）单独一首的方剂，“出自×”表示本方与源头方一致，为直接沿用；“源于×”表示本方对源头方有加减，为创新方；（2）由两三个或四个方剂组成的合方，用“聚合于××

几方”表示，并对分方中的最早源头方用“始于×”表示。

六、许多中成药发展到现在有了变化，但本次整理保留原样，以便记录成药的历史沿革。

七、在本书中，《中华人民共和国药典》简称《中国药典》。1939年1月，昆明市药材业同业公会印行《各种成药配合方目录》，又称《昆明市药材业膏丹丸散目录》，简称《昆明方目》。1954年3月，《昆明市人民政府卫生局审查合格国药八十一种配方目录》简称《昆明81种成药配方目录》或《昆81方》。除特殊注明的外，昆明中药厂有限公司简称“昆中药公司”。

药材业同业公会成药经方汇刻序

吾业制售丸散，向依旧传古方，行之数千百年，相沿不替，效能丕[①]著，社会利赖。近虽西药充塞，尤能立足于世，盖其实效所及，如响斯应。其存在之价值，非有待于吾人之哓哓[②]也。

客岁[③]，本会奉卫生实验处函谕[④]化验成药，转告同业个别呈请化验，每药一种，应缴化验费滇币六十元，爰[⑤]集同人研议，咸[⑥]以为吾业所售成药，均遵照古方古法，积若干年之经验，有悠久之历史，应请免验，以恤[⑦]民力。屡呈均未蒙允。复经同人议请，合以成药售者虽众，其所本之方配合之法皆一也，应将个人之个别化验，改为由公会代表统一化验，庶[⑧]足以遵政府之法而减吾业之累。既承俯准，遂退而为呈验之准备。其始也，邀请同业中之年高有德经验宏富者，聚首研商，征集各同业所本成方，校其同异，同者存之；如有小异者，则据医经以正之，然后订为公用之信方，俾昭[⑨]划一之实而杜参差之弊。嗣[⑩]乃征集药品，送请化验，为数八十二种。期以一年。今已蒙化验及格，如数批准，将化验药方汇而为

①丕：大。

②哓哓：因害怕而乱嚷乱叫的声音。

③客岁：去年。

④谕：告诉，使人知道。

⑤爰：于是。

⑥咸：全，都。

⑦恤：对别人表同情，怜悯。

⑧庶：庶几，将近，差不多。

⑨俾昭：使……显著。俾：使。

⑩嗣：接续，接着。

册，印发同业铺店，人手一编，作为配合成药之标准。以后遵方配合，不得加减，以昭统一。

且思此次化验成药，兹事虽简而所关于吾业之消长甚巨。盖自欧化东渐，西药输入中土，突飞猛晋①，日甚一日，而我国药业反瞠乎其后②。要皆营斯业者，多潦草塞责，因循不振，瞻念前途，危殆殊甚③。有识之士，夙夜忧遑，亟④思群起而振作之。

遵奉署令化验成药，虽云毒性分析，实寓鉴定优劣真伪之意，此亦足以惕⑤吾药之修合，向之配制精确者，俾更自奋自勉，精益求精；向之敷衍疏忽者，俾自警自觉，亟思改善。庶吾业自动奋发，挽振颓风，取精用宏⑥，播声效于遐迩；利世济物⑦，著功德于来兹⑧。此不仅吾业之惠，而生民之康健，殆也不无小补焉。

云南药材业同业公会⑨同人谨序

民国二十八年一月

①晋：进。

②瞠乎其后：在后面干瞪眼，比喻赶不上。

③危殆殊甚：异常的危险。

④亟：急切。

⑤惕：警惕。

⑥取精用宏：从大量的材料中提取精华。

⑦利世济物：救助别人，对世事有利。

⑧来兹：来年。

⑨云南药材业同业公会：指云南昆明市药材业同业公会。

目　录

补益门

卫生丸

洋参二两	鹿茸一两	白术六两	口芪[①]八两	天雄[②]二两
香附二两	肉桂二两	当归四两	熟地[③]十两	茯苓三两
五味[④]一两	大芸[⑤]六两	远志二两	陈皮二两	枣仁[⑥]三两
杭芍二两	砂仁二两	元肉[⑦]六两	大枣四两	枸杞六两
淮药[⑧]六两	巴戟[⑨]四两	甘草三两		

【来源】源于汉末张仲景《金匮要略》（约210年）黄芪建中汤。

【流传】卫生丸，全称“参茸卫生丸”。1857年，昆明药铺福林堂、杨衡源保龄药室、寅生堂等制售参茸卫生丸。各药铺的参茸卫生丸处方未统一。1938年6

①口芪，即黑皮的黄芪。下同。

②天雄，没生小根块的乌头叫天雄。乌头的小根块称“附子”，附子的加工品称“盐附子”“黑顺片”和“白附片”。下同。

③熟地，即“熟地黄”的简称。下同。

④五味，即“五味子”的简称。下同。

⑤大芸，即“肉苁蓉”的简称。下同。

⑥枣仁，即“酸枣仁”的简称。下同。

⑦元肉，即龙眼肉。下同。

⑧淮药，通“怀药”，即“怀山药”的简称，指出产于怀庆（今河南焦作等一带）的山药。下同。

⑨巴戟，即“巴戟天”的简称。下同。

月28日，云南省卫生试验所化验合格（化验报告书第29号。外观形状：蜜炼蜡封丸。封口状况：纸盒），许可制售①。1939年1月，昆明市药材业同业公会统一处方，载入《昆明方目》中。

【存续状况】1959—1961年，因人参、鹿茸等药材缺乏，参茸卫生丸停产。此后，直到2020年云南省未生产参茸卫生丸。

参茸丸

洋参一两	鹿茸一两	熟地二两	大芸一两五钱	当归二两
口芪二两	枣仁八钱	淮药一两	於术②三两	枸杞三两
巴戟二两	兔丝③一两五钱	枣皮④八钱	天雄二两	杜仲二两
茯苓一两	远志八钱	淮夕⑤五钱	五味一两	菖蒲五钱
车前四钱	大枣一两	川姜六钱	泽泻四钱	硃砂⑥二两
甘草一两				

【来源】源于南北朝时期南齐姚僧垣《集验方》（约583年）鹿茸丸。

【流传】鹿茸丸，全称“参归鹿茸丸”。1892年设立的寅生堂制售参归鹿茸丸等补药。《寅生堂药目》称“参归鹿茸丸”。1938年6月28日，云南省卫生试

①《云南省卫生试验所化验报告》，出自昆明市工商业联合会药商业同业公会《药商业、卫生试验所化验许可证、报告书》，昆明市档案馆，档号：32-30-179。下同。

②於术，指产于杭州（临安）於潜天目山一带的白术。“於”通“于”，下文于术，同。

③兔丝，通“菟丝”，即“菟丝子”的简称。下同。

④枣皮，即“山茱萸”的别称，又称“淮枣皮”，指产于安徽的山茱萸，简称“山萸肉”“萸肉”。下同。

⑤淮夕，通“淮膝”或“怀膝”，即怀牛膝，“怀庆牛膝”的简称，指产于怀庆（今河南焦作等一带）的牛膝。下文“牛夕”，同。

⑥硃砂，通“朱砂”。下同。

验所化验合格（化验报告书第22号。外观形状：蜡衣丸。封口状况：蜡封，装盒），许可制售。1939年1月，昆明市药材业同业公会统一处方，载入《昆明方目》中。

【存续状况】1981年后，因洋参、鹿茸等药材缺乏，云南省内无企业生产。

十全丸

党参一两五钱　茯苓一两五钱　白术一两　炙草①五钱　川芎五钱
当归一两　熟地一两五钱　杭芍一两　肉桂五钱　炙口芪一两五钱

【来源】出自宋代《太平惠民和剂局方》（1078年）十全大补汤。

【流传】十全丸，全称“十全大补丸”。清末，昆明药铺利济堂、福林堂、寅生堂、衡源堂、大安堂等制售十全大补丸。1938年6月28日，云南省卫生试验所化验合格（化验报告书第24号。外观形状：黑色丸。封口状况：纸盒装），许可制售。1939年1月，昆明市药材业同业公会统一处方，载入《昆明方目》中。

【存续状况】2020年，云南省昆明市、大理州、腾冲市等地均有药厂生产十全大补丸。

补中丸

党参三两　口芪十两　白术三两　当归五两　陈皮二两
升麻二两　柴胡二两　炙甘草二两

【来源】出自宋金时李杲《内外伤辨惑论》（1247年）补中益气汤。

①炙草，即炙甘草，用蜜炒炙的甘草。

【流传】补中丸，全称“补中益气丸”。清末，昆明药铺福元堂、寅生堂、福林堂、大安堂、衡源堂等普遍制售补中益气丸。1938年6月28日，云南省卫生试验所化验合格（化验报告书第25号。外观形状：黑色丸。封口状况：纸盒装），许可制售。1939年1月，昆明市药材业同业公会统一处方，载入《昆明方目》中。

【存续状况】2020年，云南省生产补中益气丸的企业遍布昆明市、保山市、大理州、丽江市、临沧市，有7家制药企业生产。

归脾丸

党参十五两　白术二十两　茯苓十五两　枣仁二十两　元肉二十两
炙口芪十五两　当归十两　炙远志三两　广木香三两　炙甘草五两

【来源】源于宋代严用和《济生方》（1253年）归脾汤。

【流传】清末，昆明药铺福林堂、寅生堂、大安堂等制售归脾丸。各药铺的药名不一，有的称“归脾养心丸”，有的称“归脾丸”，还有的称“养心丸”。1938年6月28日，云南省卫生试验所化验合格（化验报告书第26号。外观形状：棕褐色丸。封口状况：纸盒装），许可制售。1939年1月，昆明市药材业同业公会统一处方，载入《昆明方目》中。

【存续状况】2020年，云南省生产有14个不同剂型和规格的归脾丸。

八珍丸

党参一两五钱　白术一两　茯苓一两一钱　炙甘草五钱　川芎五钱
当归一两　熟地一两五钱　酒炒杭芍[①]一两

①酒炒杭芍，底本“酒炒”标在药料之前，与“杭芍”字体相同。体例与“炙甘草”相同。

【来源】出自元代萨迁《瑞竹堂经验方》（约1326年）八珍汤。

【流传】清末，昆明药铺寅生堂、大安堂、杨衡源保龄药室等制售八珍双补丸。1938年6月28日，云南省卫生试验所化验合格（化验报告书第27号。外观形状：黑色丸。封口状况：纸盒装），许可制售。1939年1月，昆明市药材业同业公会统一处方，载入《昆明方目》中。

【存续状况】2020年，云南省有腾药制药公司、腾冲东方红制药公司、云南白药丽江公司和楚雄龙发制药公司4家企业生产八珍丸。

人参养荣丸

党参四两	白术四两	炙口芪四两	炙甘草二两	陈皮二两
肉桂一两	当归四两	熟地四两	五味二两	茯苓四两
炙远志二两	杭芍六两	生姜二两	大枣二两	

【来源】出自南宋陈言《三因极一病证方论》（1174年）养荣汤。

【流传】清末，昆明药铺体德堂、杨衡源堂、福元堂、寅生堂、大安堂等制售人参养荣丸。1939年1月，昆明市药材业同业公会统一处方，把人参养荣丸载入《昆明方目》中，作为制剂标准。

【存续状况】2020年，云南省有腾药制药公司、腾冲东方红制药公司生产供应人参养荣丸。他们均以《中国药典》人参养荣丸为依据，生产供应。

还少丹

熟地一两五钱	山药一两五钱	淮夕一两	枸杞一两	枣皮一两
茯苓一两五钱	杜仲一两	炙远志一两	五味一两	小茴一两

楮实一两　炒巴戟一两　大芸一两　菖蒲五钱　大枣一两五钱

【来源】出自南宋洪遵《洪氏集验方》（1170年）引陈晦叔方还少丹。

【流传】清末，寅生堂、福林堂等药铺制售真人还少丹。1938年6月28日，云南省卫生试验所化验合格（化验报告书第30号。外观形状：棕褐色蜜炼丸。封口状况：纸盒装），许可制售还少丹。1939年1月，昆明市药材业同业公会统一还少丹处方，载入《昆明方目》中。

【存续状况】1981年实行药品生产批文制度，昆明的生产企业未取得生产批文，停产。此后，云南省内未有企业生产还少丹。

六味丸

熟地八两　淮药四两　枣皮四两　茯苓三两　盐炒泽泻[①]三两
广粉丹[②]三两

【来源】出自宋代钱乙《小儿药证直诀》（1119—1125年）地黄丸。

【流传】六味丸，全称“六味地黄丸”。清代，昆明药铺福林堂、体德堂、大安堂等普遍制售六味地黄丸成药。1938年6月28日，云南省卫生试验所化验合格（化验报告书第34号。外观形状：黑色蜜炼丸。封口状况：纸盒装），许可制售。1939年1月，昆明市药材业同业公会把六味地黄丸载入《昆明方目》中，作为行业标准。

【存续状况】2020年，生产经营六味地黄丸的企业较多。昆明、大理、腾冲等地均有生产和销售。

①盐炒泽泻中“盐炒”二字，底本为小字，现改与“泽泻”字号相同（如“炙甘草”的体例）。下同。
②广粉丹，又称“粉丹”，指来自广东的牡丹皮。

桂附八味丸

熟地八两　淮药四两　枣皮四两　茯苓三两　盐炒泽泻三两
粉丹三两　肉桂一两　附片一两

【来源】源于东汉张仲景《金匮要略》（约210年）肾气丸。

【流传】清末，昆明药铺福林堂、寅生堂、大安堂等制售桂附八味丸。1938年6月28日，云南省卫生试验所化验桂附八味丸合格（化验报告书第33号。外观形状：黑色蜜炼丸。封口状况：纸盒装），许可制售。1939年1月，昆明市药材业同业公会把桂附八味丸载入《昆明方目》中。

【存续状况】地方标准升国家标准时，统称“桂附地黄丸”。2020年，桂附地黄丸在全国各地均有生产，其中云南省有腾药制药公司生产。

知柏地黄丸

熟地八两　淮药四两　枣皮四两　茯苓三两　盐炒泽泻三两
粉丹三两　知母一两　黄柏一两

【来源】源于明代兰茂《医门揽要》（1436年）知柏六味汤，出自明代吴昆《医方考》（1584年）六味地黄丸加黄柏知母方。

【流传】明代，兰茂创制知柏六味汤。清末，福林堂把知柏地黄丸称为“滋阴降火丸”。1938年6月28日，云南省卫生试验所化验知柏地黄丸合格（化验报告书第36号。外观形状：黑色蜜炼丸。封口状况：纸盒装），许可制售。1939年1月，昆明市药材业同业公会把知柏地黄丸载入《昆明方目》中。

【存续状况】2020年，云南省有昆明市、保山市、丽江市、楚雄州等地多家企业生产和供应知柏地黄丸。

八仙长寿丸

熟地八两　淮药四两　枣皮四两　茯苓三两　盐炒泽泻三两
粉丹三两　寸冬①一两　五味五钱

【来源】出自清代蒋廷锡等编纂《古今图书集成·医部全录》（1723年）引《体仁汇编》八味地黄丸。

【流传】清末，八仙长寿丸在寅生堂、大安堂、百福堂等昆明药铺制售。寅生堂还制售与八仙长寿丸功能相近的归芍地黄丸。1938年6月28日，云南省卫生试验所化验八仙长寿丸合格（化验报告书第37号。外观形状：黑色蜜炼丸。封口状况：纸盒装），许可制售。1939年1月，昆明市药材业同业公会把八仙长寿丸载入《昆明方目》中。1954年，《昆81方》未收载八仙长寿丸，各药铺停止制售。

【存续状况】中成药整顿时，归芍地黄丸未申报，云南省无企业生产。2020年，云南省无企业生产归芍地黄丸。麦味地黄丸和归芍地黄丸，省外有北京、天津、广东等省（市）生产供应。

金匮丸

熟地八两　淮药四两　枣皮四两　茯苓三两　盐炒泽泻三两
粉丹三两　肉桂一两　天雄一两　淮夕一两　车前八钱

【来源】源于东汉张仲景《金匮要略》（约210年）肾气丸，出自宋代严用和《济生方》（1253年）加味肾气丸。

【流传】1826年，昆明体德堂制售金匮肾气丸。1938年6月28日，云南省卫生试验所化验金匮肾气丸合格（化验报告书第38号。外观形状：黑色蜜炼丸。封口

①寸冬，即麦冬、麦门冬。

状况：纸盒装），许可制售。1939年1月，昆明市药材业同业公会把金匮肾气丸载入《昆明方目》中。

【存续状况】2020年，八味肾气丸、金匮肾气丸、济生肾气丸与桂附地黄丸并行于世。云南省昆明市和腾冲市生产供应金匮肾气丸。

金锁玉关丸

芡实三两	龙骨三两	莲须三两	龟板八两	炙远志三两
淮药六两	茯苓三两	锁阳八两	牡蛎三两	黄柏八两
砂仁八两	知母三两	五味一两	菖蒲一两	石莲子一两

【来源】始于明代董宿《奇效良方》（1470年）金锁玉关丸。聚合于明代龚廷贤《寿世保元》（1615年）宁神固精丸和清代张璐《张氏医通》（1695年）金锁玉关丸两方。

【流传】清末，昆明药铺体德堂、福林堂、仁安堂（萱和药号）、寅生堂、大安堂等都制售金锁玉关丸。1938年6月28日，云南省卫生试验所化验金锁玉关丸合格（化验报告书第31号。外观形状：灰色小叠丸。封口状况：纸盒装），许可制售。1939年1月，昆明市药材业同业公会把金锁玉关丸载入《昆明方目》中。

【存续状况】因药料缺乏，20世纪70年代云南省未生产金锁玉关丸。2020年，省外生产金锁固精丸，与过去昆明的金锁玉关丸相近。四川、重庆、广东、上海等省（市）生产有金锁固精丸。

鱼鳔种子丸

当归八两　莲须八两　鱼鳔八两　杜仲八两　大芸八两
茯苓六两　淮夕六两　兔丝八两　巴戟八两　肉桂四两
枸杞八两　天雄四两　骨脂[①]六两　淫羊藿八两　关蒺藜六两

【来源】出自清代鲍相璈《验方新编》（1846年）鱼鳔种子丸。

【流传】鱼鳔种子丸原创地为云南省大理州。清朝医家鲍相璈最早搜集记录下来，传到温州、北京等地。清末，昆明药铺体德堂、寅生堂、大安堂制售鱼鳔种子丸。1938年6月28日，云南省卫生试验所化验鱼鳔种子丸合格（化验报告书第43号。外观形状：黑色蜜炼丸。封口状况：盒装），许可制售。1939年1月，昆明市药材业同业公会把鱼鳔种子丸载入《昆明方目》中。

【存续状况】2020年，云南腾药制药公司、云南良方制药公司、腾冲东方红制药公司生产鱼鳔补肾丸，分大蜜丸和水蜜丸两个剂型。另外，北京同仁堂生产的鱼鳔丸，处方与鱼鳔补肾丸相近。

天王补心丹

生地八两　党参四两　元参四两　丹参二两　茯神四两
桔梗二两　炙远志二两　柏仁四两　天冬二两　麦冬二两
当归四两　枣仁四两　五味一两　菖蒲一两　甘草二两

【来源】源于元代危亦林《世医得效方》（1337年）天王补心丹。

【流传】清末，昆明药铺寅生堂、杨衡源保龄药室、大安堂等制售天王补心丹。1938年6月28日，云南省卫生试验所化验天王补心丹合格（化验报告书第39

①骨脂，即补骨脂。下同。

号。外观形状：赤色蜜炼丸。封口状况：纸盒装），许可制售。1939年1月，昆明市药材业同业公会把天王补心丹载入《昆明方目》中。

【存续状况】到2020年，全国各地均有生产天王补心丸（片）。云南省昆明市、大理州、腾冲市等地生产天王补心丸，供应百姓使用。

硃衣安神丸[①]

生地一两　　硃砂一两　　当归一两　　甘草五钱　　云连一两

【来源】出自南宋金时李杲《内外伤辨惑论》（1247年）朱砂安神丸。

【流传】清末，朱衣安神丸在福林堂、寅生堂、仁安堂（萱和药号）、福元堂等药铺制售。1938年6月28日，云南省卫生试验所化验朱衣安神丸合格（化验报告书第35号。外观形状：赤色蜜炼丸。封口状况：纸盒装），许可制售。1939年1月，昆明市药材业同业公会把朱衣安神丸载入《昆明方目》中。

【存续状况】2020年，云南省大理州生产朱砂安神丸。同时，全国各地均生产朱砂安神丸。

①硃衣安神丸，通“朱衣安神丸”。

脾胃门

六君子丸

党参一两　白术二两　茯苓二两　法夏[①]一两　陈皮八钱
砂仁八钱　甘草七钱　广香[②]七钱

【来源】源于明代兰茂《医门揽要》（1436年）香砂六君汤，出自清代罗美《古今名医方论》（1675年）香砂六君子汤。

【流传】六君子丸，全称“香砂六君子丸”。清末，昆明药铺福林堂、寅生堂、杨衡源保龄药室、赢仙药室、大安堂、福元堂、体德堂等制售香砂六君丸。将兰茂原方的汤剂，制成丸剂使用。1938年6月28日，云南省卫生试验所化验香砂六君丸合格（化验报告书第26号。外观形状：褐色小叠丸。封口状况：纸包），许可制售。1939年1月，昆明市药材业同业公会把（香砂）六君子丸载入《昆明方目》中。1954年3月，昆明市工商业联合会药商业同业公会以“香砂六君子丸”之名载入《昆81方》。

【存续状况】2020年，云南省无企业生产香砂六君丸。贵阳德昌祥、成都九芝堂、四川济生堂等老字号均生产香砂六君丸。与之相近的，有香砂平胃丸（由香附、砂仁、苍术、厚朴、陈皮和甘草6味组成）、香砂养胃丸（由白术、木香、砂仁、豆蔻、广藿香、陈皮、厚朴、香附、茯苓、枳实、半夏和甘草12味组

①法夏，“法半夏”的简称，指半夏的炮制加工品。
②广香，即广木香，是自广东引进印度、缅甸的木香。下同

成）。昆明、腾冲等地有企业生产。

健脾丸

党参六两　茯苓六两　广陈皮三两　法夏四两　白术八两
砂仁二两　广香六钱　甘草四两　建莲[①]四两　大枣六两
炙口芪六两　干姜二两

【来源】源于明代徐春甫《古今医统大全》（1556—1564年）大健脾丸。

【流传】人参健脾丸在云南省始见于清代嵩明县杨林的管浚（1841—1893年）汇编的《管浚秘方》。1914年秋翻印的《寅生堂药目》（赵荣华藏）中有大健脾丸、人参健脾丸和开胃健脾丸3种。1938年6月28日，云南省卫生试验所化验健脾丸合格（化验报告书第48号。外观形状：黑色蜜炼丸。封口状况：纸盒装），许可制售。1939年1月，昆明市药材业同业公会把以党参代人参的健脾丸载入《昆明方目》中。

【存续状况】2020年，云南省生产有健脾颗粒、人参健脾丸和小儿健脾丸。健脾颗粒由昆中药公司生产。

参苓白术散

条参[②]一两八钱　淮药一两五钱　扁豆一两五钱　莲子一两五钱　玉米[③]一两

①建莲，指产于福建建宁的莲子。

②条参，即北沙参。

③玉米，通“苡米”，又称“药玉米”“土玉米”“玉竹”，指薏苡仁。

白术二两　广皮[①]一两　砂仁一两　茯苓一两　桔梗一两
甘草一两

【来源】源于宋代《太平惠民和剂局方》（1078年）参苓白术散。

【流传】清末，昆明药铺福林堂、寅生堂、杨衡源保龄药室、大安堂等均制售参苓白术散。1938年6月28日，云南省卫生试验所化验参苓白术散合格（化验报告书第49号。外观形状：末药，色淡黄。封口状况：纸盒装），许可制售。1939年1月，昆明市药材业同业公会把用北沙参和陈皮的参苓白术散，载入《昆明方目》中。1997年3月，昆明的参苓白术冲剂更名为"参苓健脾胃颗粒"。1998年，参苓健脾胃颗粒载入《中华人民共和国卫生部药品标准·中药成方制剂》第十五册。

【存续状况】该药1999年获得国家二级《中药保护品种证书》，2006年获得续保，为2010年《云南省医保目录》品种。2007—2012年连续被评为云南名牌产品。2020年，云南省有昆中药公司和云南白药集团生产参苓健脾胃颗粒。

附子理中丸

党参三两　干姜三两　於术三两　天雄三两　甘草三两

【来源】源于宋代《太平惠民和剂局方》（1078年）附子理中丸。

【流传】清末民初，福林堂、杨衡源保龄药室、大安堂、张鸿记药号等药铺制售附子理中丸和桂附理中丸。1938年6月28日，云南省卫生试验所化验附子理中丸合格（化验报告书第47号。外观形状：黄色蜜炼丸。封口状况：纸盒装），许可制售。1939年1月，昆明市药材业同业公会把附子理中丸载入《昆明方目》中。

【存续状况】2020年，云南省内有腾药制药公司、昆中药公司、腾冲东方红制药公司、楚雄龙发制药公司、云南白药集团大理药业公司等企业生产桂附理中

①广皮，即广陈皮，产于广东、广西的橘子皮。

丸。腾药制药公司、腾冲东方红制药公司还生产附子理中丸。

香砂平胃散

苍术八两　陈皮三两　甘草一两　厚朴五两　香附三两
砂仁二两

【来源】源于明代龚廷贤《万病回春》（1602年）香砂平胃散。

【流传】清末，昆明药铺普遍制售香砂平胃散，如体德堂、太和堂、仁安堂（萱和药号）、福元堂、寅生堂、大安堂、赢仙药室等。1938年6月28日，云南省卫生试验所化验香砂平胃散合格（化验报告书第46号。外观形状：末药。封口状况：纸包），许可制售。1939年1月，昆明市药材业同业公会把香砂平胃散载入《昆明方目》中。

【存续状况】2020年，香砂平胃颗粒仅云南省生产，分别为腾药制药公司、昆中药公司、云南白药集团3家企业。同处方的还有香砂平胃丸、香砂平胃散，为省外企业生产。

妇科门

女金丹

党参四两	白术四两	熟地四两	当归四两	吴芷四两
川芎四两	白芍四两	茯苓四两	丹皮四两	香附四两
藁本四两	白薇四两	甘草二两	续断二两	没药二两
元胡四两	肉桂四两			

【来源】源于明代张介宾《景岳全书》（1624年）女金丹。

【流传】清末，昆明药铺德生堂、福林堂、寅生堂、太和堂、仁安堂（萱和药号）、衡源堂、济生堂、福元堂、大安堂等制售女金丹。1938年6月28日，云南省卫生试验所化验女金丹合格（化验报告书第44号。外观形状：蜡衣丸。封口状况：蜡封装盒），许可制售。1939年1月，昆明市药材业同业公会统一女金丹处方，载入《昆明方目》中。

【存续状况】中华人民共和国成立后，昆明市卫生局未沿用《昆明方目》女金丹（该方后来衍化为现在的女金丸），而根据明代王肯堂《证治准绳》调经丸加减，仍称“女金丹”，载入《昆81方》中，作为行业标准。1974年编辑《云南省药品标准》时，为了与郑氏女金丹区别，将女金丹更名为“当归调经丸”（而郑氏女金丹也更名为“女金丹丸”）。1997年，当归调经丸更名为“妇舒丸”，收载于《中华人民共和国卫生部药品标准·中药成方制剂》第十二册中。2020年，妇舒丸在云南省有大理州、腾冲市和昆明市三地药厂生产。省外有吉林市生产妇舒丸。

白凤丸

党参二两	丹参二两	川芎二两	山药四两	香附三两
炙艾二两	三七一两五钱	五味一两	熟地四两	洋参五钱
口芪八两	於术六两	杭芍三两	茯苓三两	当归四两

乌鸡一只煮捣加入

【来源】源于明代龚廷贤《寿世保元》（1615年）乌鸡丸。

【流传】白凤丸，又称“乌鸡丸”，全称“乌鸡白凤丸”。清末，嵩明县杨林的管浚在其开设的万春堂诊所制售乌鸡丸。1938年6月28日，云南省卫生试验所化验白凤丸合格（化验报告书第21号。外观形状：蜡衣丸。封口状况：蜡封装盒），许可制售。1939年1月，昆明市药材业同业公会把白凤丸载入《昆明方目》中。

【存续状况】2020年，云南省有腾药制药公司、楚雄龙发制药公司生产乌鸡白凤丸。

十珍香附丸

熟地一两五钱	秦归一两	党参一两五钱	茯苓一两一钱	白术一两
川芎五钱	杭芍一两	元胡五钱	香附一两	甘草五钱

【来源】源于明代兰茂《滇南本草》（1436年）十珍香附丸。

【流传】十珍香附丸最早见于明初兰茂《滇南本草》。清末，创建于1857年的福林堂和创建于1870年的寅生堂均制售十珍香附丸。1938年6月28日，云南省卫生试验所化验十珍香附丸合格（化验报告书第45号。外观形状：蜜炼丸。封口状况：纸盒装），许可制售。1939年1月，昆明市药材业同业公会统一了十珍香附丸的处方，载入《昆明方目》中。

【存续状况】中成药整顿时，云南省未申报十珍香附丸和十珍香附片而停产。之后省内没有生产。2021年，湖北省黄冈市蕲春县的李时珍医药集团有限公司生产十珍香附丸。

逍遥散

楚荷[①]五钱　白术一两　赤苓一两　当归一两　杭芍一两五钱

柴胡七钱　甘草七钱　枝子[②]三钱　粉丹三钱　香附五钱

【来源】源于宋代《太平惠民和剂局方》（1078年）逍遥散。

【流传】明代初期，兰茂善用逍遥丸、丹栀逍遥丸加香附，或白芍、木香、莱菔等配伍。1930年，由云南姚贞白在宋代《太平惠民和剂局方》逍遥散的基础上加味方而成的“逍遥散”，由姚济药号制药。1938年6月28日，云南省卫生试验所化验逍遥散合格（化验报告书第42号。外观形状：末药。封口状况：盒装），许可制售。1939年1月，昆明市药材业同业公会统一逍遥散（加丹栀和香附）处方，载入《昆明方目》中。1974年改称“舒肝散”。

【存续状况】该药1998年获得国家二级《中药保护品种证书》，2005年获得续保，为2009年版《国家基本医疗保险和工伤保险药品目录》品种。2010年，舒肝颗粒的检测方法获发明专利。2006—2012年连续被评为云南名牌产品。2021年，舒肝散和舒肝颗粒均由昆中药公司生产供应，从区域品牌开始扩大到全国品牌。

---

①楚荷，指云南省楚雄州产的薄荷。下同。

②枝子，通“栀子”。下同。

白带散

於术十六两	淮药十六两	苍术六两	茯苓十两	猪苓六两
党参六两	杜仲八两	故脂[①]六两	天雄八两	干姜六两
口芪十两	柴胡六两	广皮四两	益智[②]六两	玉米六两
甘草三两	白果三两			

【来源】源于明代兰茂《医门揽要》（1436年）归脾汤、肾气汤或逍遥散加减。

【流传】1938年6月28日，云南省卫生试验所化验合格（化验报告书第28号。外观形状：末药。封口状况：纸盒装），许可制售。1939年1月，昆明市药材业同业公会统一处方，载入《昆明方目》中。

【存续状况】1981年全国中成药整顿时，昆明方白带散未申报而停产。之后无企业生产。与昆明方白带散相近的是温经白带丸（厦门中药厂生产），适合子宫虚寒的患者。2019年省外生产的白带丸与昆明方白带散处方相异，适合湿热带下证。

①故脂，通“骨脂”，指补骨脂。下同。

②益智，指益智仁。下同。

痰嗽门

立止咳嗽丸

苏叶三两	陈皮三两	茯苓三两	法夏三两	粟壳[①]三两
干姜三两	杏仁三两	麻黄三两	细辛一两	甘草二两
五味一两	砂仁三两			

【来源】聚合于宋代《太平惠民和剂局方》（1078年）苏子降气汤、参苏饮和明代张时彻《摄生众妙方》（1550年）定喘汤三方。

【流传】立止咳嗽丸是1907年云南知名医师翟玉六的家传秘方，分大方和小方。1939年1月，昆明市药材业同业公会把立止咳嗽丸小方（即上方）载入《昆明方目》中，作为行业标准。1956年，昆明中药材全行业公私合营时，翟玉六后裔崔如碧把立止咳嗽丸大方秘方献给国家，由公私合营昆明市中药材加工厂（现昆中药公司）独家生产，更名为“止咳丸”。

【存续状况】止咳丸于1996年获得国家二级《中药保护品种证书》，2003年获得续保，为2009年版《国家基本医疗保险和工伤保险药品目录》品种。1998—2012年连续被评为云南名牌产品。2011年，止咳丸的质量检测方法获发明专利。

①粟壳，即罂粟壳。

保肺丸

党参十一两	於术十二两	法夏十二两	茯苓十二两	陈皮六两
干姜六两	细辛三两	五味四两	甘草四两	大枣八两

【来源】聚合于东汉张仲景《金匮要略》（约210年）苓甘五味姜辛汤和明代虞抟《医学正传》（1515年）六君子汤两方。

【流传】清末，昆明药铺寅生堂制售久咳保肺丸。此后，其他药铺也制售或经销久咳保肺丸，简称“保肺丸”。1938年6月28日，云南省卫生试验所化验保肺丸合格（化验报告书第50号。外观形状：蜜炼丸。封口状况：纸盒装），许可制售。1939年1月，昆明市药材业同业公会把保肺丸载入《昆明方目》中。因茯苓等药料紧缺，1953年昆明中成药登记审查时，久咳保肺丸未生产，也未收入《昆81方》。

【存续状况】据《中国药典》（2015年版），与旧时保肺丸相近的成药有洋参保肺丸、人参保肺丸、参苏（理肺）丸、通宣理肺丸等。2020年，云南楚雄龙发制药公司生产洋参保肺丸。2017年，参苏丸进入《国家医保药品目录》。昆明、腾冲、玉溪、大理等地生产通宣理肺丸。

化痰丸

法夏二两	南星一两	陈皮二两	枳壳二两	杏仁二两
蒌仁二两	黄芩二两	茯苓二两	桔梗二两	贝母一两
莱菔一两	苏子一两	甘草一两	麻黄一两	冬花一两

【来源】聚合于宋代《太平惠民和剂局方》（1078年）三拗汤、明代韩懋《韩氏医通》（1522年）三子养亲汤和明代吴昆《医方考》（1584年）清气化痰丸三方。

【流传】化痰丸，全称“清肺化痰丸”。清代，昆明药铺福林堂、寅生堂、杨衡源保龄药室等制售清肺化痰丸。1939年1月，昆明市药材业同业公会把清肺化痰丸载入《昆明方目》中。1997年，清肺化痰丸的云南省药品标准上升为国家药品标准。

【存续状况】清肺化痰丸为昆中药公司独家产品。1999年获得国家二级《中药保护品种证书》，2006年获得续保。2006—2019年，云南省名牌战略推进委员会授予清肺化痰丸为云南名牌产品。2012年，清肺化痰丸的质量检测方法获国家发明专利。

参苏理肺丸

前胡二两　苏叶二两　粉葛二两　法夏二两　茯苓二两
广香一两　广皮二两　枳壳二两　桔梗一两五钱　沙参二两
甘草一两

【来源】出自宋代《太平惠民和剂局方》（1078年）参苏饮。

【流传】清末，昆明药铺福林堂、寅生堂、太和堂、杨衡源保龄药室、福元堂等制售参苏理肺丸。1938年12月30日，参苏理肺丸经云南全省卫生实验处查验，核与《管理成药规则》的规定相符，给予许可证①，准许昆明市药材业同业公会所属药铺制售。处长姚寻源签发了许可证。1963年版《中国药典》规定了参苏丸的技术质量标准，将“参苏丸”定为正名。

【存续状况】2017年，参苏丸进入《国家医保药品目录》。云南省有昆中药公司、红云制药（玉溪）公司等企业生产参苏丸。省外各地也有生产。

①《云南全省卫生实验处成药许可证》，出自昆明市工商业联合会同业公会《药商业、卫生试验所化验许可证、报告书》，昆明市档案馆，档号：32-30-179。下同。

霜雪定喘丸

贝母八两　广陈皮三两　柿霜四两　京半夏六两　楚荷一两

檀香二两　冰糖八两

【来源】聚合于宋代《太平惠民和剂局方》（1078年）二陈汤、明代龚信《古今医鉴》（1576年）玄霜雪梨膏和明代张介宾《景岳全书》（1624年）贝母丸三方。

【流传】清末，昆明的李荞林以兰茂《医门揽要》中“吼喘，定喘汤治之”的论述，因地制宜创制了霜雪定喘丸，为医林所称赞。1892年，徐显堂开设的寅生堂也制售霜雪定喘丸。1938年12月30日，霜雪定喘丸经云南全省卫生实验处查验，核与《管理成药规则》的规定相符，由处长姚寻源签发并给予许可证，准许昆明市药材业同业公会主席张万钟代表所属药铺制售。

【存续状况】1981年全国中成药整顿时，因柿霜等药材紧缺，霜雪定喘丸停产，未获得批准文号。与霜雪定喘丸相近的是止咳定喘丸，分别由云南楚雄郡筹公司、云南龙海药业公司生产。

眼目门

眼痛散

生地十两　红花四两　粉丹四两　归尾八两　虫退[1]四两
车前八两　杭菊六两　川芎六两　黄芩六两　枝子四两
柴胡四两　薄荷四两　木通四两　赤芍六两　防风八两
青葙子四两

【来源】源于明代兰茂《医门揽要》（1436年）四物揆云散。

【流传】眼痛散，全称“风火眼痛散”。由昆明市药材业同业公会主席代表药铺提出请求，风火眼痛散于1938年12月30日经云南全省卫生实验处查验，核与《管理成药规则》的规定相符，给予许可证，准许昆明市药材业同业公会所属药铺制售。处长姚寻源签发了许可证。

【存续状况】1981年全国中成药整顿时，因药材紧缺未生产风火眼痛散，未取得生产批文。省外也无企业生产风火眼痛散。与风火眼痛散处方相近的是明目上清丸，北京同仁堂、天津乐仁堂、杭州胡庆余堂等老字号均有生产供应。

①虫退，通“蝉蜕”。下同。

杞菊地黄丸

地黄八两　　淮药四两　　枣皮四两　　茯苓三两　　粉丹三两
泽泻三两　　杭菊三两　　枸杞三两

【来源】出自清代董西园《医级宝鉴》（1777年）杞菊地黄汤。

【流传】清末，寅生堂、杨衡源保龄药室、济生堂等药铺在昆明相继设立，零售药材，并制售丸散膏丹，开始出现杞菊地黄丸。1939年1月，昆明市药材业同业公会汇编《昆明方目》，收载杞菊地黄丸，作为行业标准。

【存续状况】2009年版《国家基本药物目录》收载杞菊地黄丸（胶囊、片），作为基层医疗卫生机构配备使用的中成药。2018年版《国家基本药物目录》继续纳入杞菊地黄丸（片、胶囊）。2020年，杞菊地黄丸在昆明、大理、腾冲等地生产。

磁硃丸[①]

磁石一斤　　硃砂一斤　　神䊮一斤半

【来源】出自唐代孙思邈《备急千金要方》（652年）神曲散。

【流传】清末，昆明药铺福林堂、寅生堂、大安堂等制售千金磁朱丸，简称“磁朱丸”。1938年12月30日，磁朱丸经云南全省卫生实验处查验，核与《管理成药规则》的规定相符，给予许可证，准许昆明市药材业同业公会所属药铺制售。1974年，用云曲（云曲由白芷、甘松、山奈、青蒿等30味药材组成）而未用六神曲的磁朱丸载入《云南省药品标准》。

【存续状况】1981年全国中成药整顿时，因药材配不齐，云南未申报云南

①硃，朱的异体字。原作硃，今规范为朱。下同。

方磁朱丸而停产。2020年，省外有厂家生产磁朱丸，如杭州胡庆余堂、广州白云山、重庆桐君阁、上海龙宝等。

白玉丹，又名眼药

上甘石四两　硼砂二两　荠粉①五钱　熊胆三钱　洗片②五钱　寸香③一钱

【来源】源于清末河北省定州县（现定州市）的白敬宇眼药。

【流传】清末民初，各药铺制售的白玉丹不尽相同。福元堂称“珍珠白玉丹”，福林堂称“珍珠八宝丹”，大安堂称“八宝光明散”，杨衡源保龄药室称“白玉丹眼药”。1939年，昆明市药材业同业公会才统一处方，在《昆明方目》里规定白玉丹的技术标准。1954年3月，昆明市工商业联合会药商业同业公会把白玉丹原封不动地收入《昆81方》内，称“八宝眼药”。

【存续状况】因麝香紧缺，《云南省药品标准》（1974年）未收载八宝眼药。此后，云南地方标准《云南省药品标准》（1981—1983年）也未收载八宝眼药而停产。2002年，德宏州云南傣药有限公司取得熊胆滴眼液的生产批文，生产熊胆滴眼液。

---

①荠粉，即荸荠粉。

②洗片，通“冰片”。下同。

③寸香，通“麝香”。下同。

泻痢门

乌梅丸

乌梅百个	细辛六钱	川姜一两	云连[①]一两六钱	桂枝六钱
花椒四钱	当归四钱	天雄六钱	黄柏六钱	洋参六钱

【来源】出自东汉张仲景《伤寒论》（200—205年）乌梅丸。

【流传】清末，昆明药铺福林堂、寅生堂、大安堂等制售乌梅丸，各药铺所用名称、组方略有差异。1938年初，云南省大理州医药学家、中央国医馆编辑员彭承祖（号子益）回到云南，讲授《惟物论的系统医学》，提出“乌梅丸一非杀虫，二非安虫，乃调补木气使不生虫也”，揭示了乌梅丸的机理。此后乌梅丸的使用扩大。

【存续状况】2020年，乌梅丸有云南白药集团大理药业公司、昆中药公司、腾药制药公司、腾冲东方红制药公司4家企业生产供应。省外老字号企业，如上海雷允上、北京同仁堂、天津乐仁堂、成都九芝堂、重庆桐君阁等也生产供应乌梅丸。

①云连，即云南产的黄连。

香连丸

广香四两	甘草四两	陈皮四两	槟榔四两	泽泻四两
黄连八两	苍术八两	枳壳六两	厚朴六两	吴芋[①]四两
杭芍八两	茯苓六两			

【来源】聚合于宋代《太平惠民和剂局方》（1078年）大香连丸、金代李东垣《内外伤辨惑论》（1247年）厚朴温中汤和枳术丸三方。

【流传】清末，昆明大部分药铺都制售香连丸，如利济堂、太和堂、寅生堂、杨衡源保龄药室、大安堂、翟玉六药房、临泰行、仁安堂（萱和药号）等，手工制造和销售，各家处方不一。1939年1月，昆明市药材业同业公会汇编《昆明方目》收录香连丸，吸收了本地中医的用药经验，并统一了配方。

【存续状况】1981年全国中成药整顿时，昆明未申报香连丸而停产。与香连丸主治相近的为香连化滞片，由大理白族自治州中药制药有限公司生产。

久泻四神丸

骨脂八两	五味四两	茱芋二两	肉蔻霜八两

【来源】出自明代薛己《内科摘要》（1529年）下卷四神丸。

【流传】清末民初，昆明药铺福林堂制售久泻四神丸，杨衡源保龄药室制售四神丸，寅生堂制售脾肾四神丸，处方各不相同。1939年，昆明市药材业同业公会汇编行业制剂标准《昆明方目》，用福林堂的久泻四神丸处方作为标准，将久泻四神丸载入其中，印发各药铺实施。1954年3月，昆明市工商业联合会药商业同业公会再次规范制剂标准，载入《昆81方》之中，称“久泻丸”，在全行业实

①吴芋，通“吴茱萸”。下“茱芋”，同。

行。《中国药典》（1963年版）仍然称为“四神丸”。

【存续状况】在“文革”期间，吴茱萸、肉豆蔻等药材严重紧缺，久泻丸停产。2020年，云南省未有企业生产四神丸。省外有天津达仁堂、杭州胡庆余堂、广州白云山等老字号企业生产四神丸。

五苓散

猪苓八两　　茯苓八两　　白术八两　　泽泻十两　　桂枝四两

【来源】出自东汉张仲景《伤寒论》（200—205年）五苓散。

【流传】1939年11月1日，五苓散经云南全省卫生实验处查验，核与《管理成药规则》的规定相符，给予许可证，准许昆明市药材业同业公会所属药铺制售。处长姚寻源签发了许可证。

【存续状况】在“文革”期间，猪苓、茯苓等药材停种、停收，五苓散因无原料而停产。2020年，云南省内无企业生产五苓散。省外有北京（同仁堂）、黑龙江哈尔滨等生产供应五苓散，江西品信药业公司生产五苓胶囊。

气滞门

丁沉丸

公丁二两	广木香二两	沉香二两	白术八两	香附四两
砂仁四两	党参四两	草扣[①]二两	麦芽二两	陈皮三两
豆蔻二两	厚朴五两	藿香三两	青皮二两	法夏四两
甘草二两	神釉四两	草果二两	茯苓四两	

【来源】源于宋代《太平惠民和剂局方》（1078年）卷三的十八味丁沉透膈汤。

【流传】丁沉丸，全称“丁沉透膈丸”。清末，昆明药铺福林堂、寅生堂、福元堂等制售丁沉透膈丸。1939年，昆明市药材业同业公会汇编《昆明方目》，收载丁沉透膈丸，作为行业标准。

【存续状况】因丁沉透膈丸未申报地方标准升国家标准，未纳入国家标准。自2003年7月1日起，未纳入国家标准的中成药停止生产和销售。省外也未生产丁沉透膈丸。

①草扣，通“草蔻”，即“草豆蔻”。下同。

五香散

丁香六钱　乳香八钱　香附一两　台乌一两　青皮一两
良姜一两　吴芋八钱　陈皮八钱　槟榔八钱　荜拨六钱
沉茄[①]五钱　桂心六钱　元胡六钱　玉京[②]六钱

【来源】源于唐代孙思邈《备急千金要方》（652年）卷六的五香丸和卷二十五的五香散。取自宋代太医院《圣济总录》卷五十四的五香丸和卷九十四的乌药散。

【流传】清末，整理《滇南本草》的管暄、管浚兄弟俩在管家开设的万春堂诊所制售五香散。昆明药铺福林堂制售止痛五香散，寅生堂制售五香气痛散，福元堂制售五香化气散，处方各不相同。1939年，昆明市药材业同业公会汇编《昆明方目》，收载五香散，规定了行业标准。

【存续状况】1980年，丁香、元胡等贵重药材缺货，五香散等中成药停产。2020年无企业生产五香散，而五香丸（香附、丁香、木香、五灵脂、牵牛子）有山西昂生、北京同仁堂生产，但这些称五香的药，与昆明以往的五香散成分不同。

橘核丸

小茴五两　吴芋五两　橘核五两　胡巴[③]七两　木香三两
山查[④]五两　白术三两　当归三两　肉桂二两　茯苓四两
天雄四两

①沉茄，即荜澄茄。
②玉京，通“郁金”。
③胡巴，即葫芦巴。
④山查，通“山楂”。下同。

【来源】始于宋代严用和《济生方》（1253年）橘核丸。

【流传】橘核丸，全称“茴香橘核丸”。1892年，徐振扬在昆明四牌坊路（清末移至马市口）设立寅生堂，制售茴香橘核丸。1939年11月1日，橘核丸经云南全省卫生实验处查验，核与《管理成药规则》的规定相符，给予许可证，准许昆明市药材业同业公会所属药铺制售。处长姚寻源签发了许可证。1942年12月12日，云南全省卫生实验处准予橘核丸登记，并给予成药登记证，准许橘核丸在云南省销售。处长缪安成签发了登记证。

【存续状况】1956年，昆明中药材全行业公私合营后，橘核丸停产，云南省未有企业生产。2020年，省外生产和供应茴香橘核丸的较多，如北京同仁堂、天津乐仁堂、上海雷允上、广东广育堂等。

疝气丸

天雄一两五钱	八角一两	公丁二钱	木香二钱	肉桂五钱
茯苓五钱	元胡五钱	全蝎十三个	秦归尾一两	荔枝核一两
川楝肉一两				

【来源】聚合于元代朱震亨《丹溪心法》（刊于1481年）疝气方和明代张介宾《景岳全书》（1624年）暖肝煎两方。

【流传】1939年11月1日，疝气丸经云南全省卫生实验处查验，核与《管理成药规则》的规定相符，给予许可证，准许昆明市药材业同业公会所属药铺制售。处长姚寻源签发了许可证。1954年印行的通用标准《昆81方》中，未收载疝气丸。1956年，昆明中药材全行业公私合营后，疝气丸停产，云南省未有企业生产。

【存续状况】2020年，全国未见名为“疝”或“疝气”的制剂生产。能治疝气的中成药有茴香橘核丸、济生橘核丸、小儿香橘丸等。

山查丸

焦查八两	厚朴三两	广陈皮三两	枳实六两	麦芽三两
神釉三两	法夏三两	砂仁三两	香附三两	芋术三两
槟榔二两	莪术二两	泽泻三两	甘草二两	茯苓三两
黄芩二两	三稜[①]二两	草果三两	莱菔子三两	

【来源】源于元代朱震亨《丹溪心法》（刊于1481年）香稜丸和保和丸两方。

【流传】山楂丸，全称“山楂内消丸”。清末，嵩明县杨林的管浚开设万春堂制售山楂丸。昆明药铺福林堂、福元堂、大安堂等制售山楂内消丸。1939年，昆明市药材业同业公会统一山楂丸的制剂标准，将山楂内消丸载入《昆明方目》中。1990年地方标准升国家标准，因茯苓等药料紧缺，昆明未生产、未申报，也未取得生产标准，山楂内消丸停产。

【存续状况】1981年12月1日，昆明中药厂从省外仿制了大山楂丸。大山楂丸是由山楂、神曲和麦芽3味组成的丸剂，能开胃消食。除大山楂丸外，还有云南植物药业公司生产的山楂茯苓颗粒，云南良方制药公司生产的山楂内金胶囊和山楂内金口服液。

木香顺气丸

广香十二两	草扣十二两	苍术十二两	厚朴十六两	青皮八两
陈皮八两	法夏八两	吴芋八两	香附八两	干姜八两
茯苓八两	泽泻八两	升麻四两	柴胡四两	秦归二十两
台乌四两	槟榔四两	草果四两	益智仁十二两	

①三稜，通“三棱”。

【来源】聚合于宋代严用和《济生方》（1253年）四磨汤和金代李东垣《医学发明》（1315年）木香顺气汤两方。

【流传】清末，昆明药铺福林堂、寅生堂、济生堂、福元堂、大安堂等制售木香顺气丸。1939年1月，昆明市药材业同业公会登记中药铺的在制药品，统一木香顺气丸处方，载入《昆明方目》中，作为行业标准。

【存续状况】1990年起，国家推行地方标准上升为国家标准工作，昆明未申报木香顺气丸，木香顺气丸因未取得国家标准而停产。2020年，省外生产木香顺气丸，处方（木香、砂仁、香附、槟榔、甘草、陈皮、厚朴、枳壳、苍术、青皮、生姜）与云南方木香顺气丸略有不同。

风痰门

牛黄清心丸

胆南星二两　全蝎五钱　蝉蜕一两二钱　北防风一两二钱　白附片一两
僵虫[1]一两二钱　牛黄一钱　天麻一两五钱　寸香三分　硃砂一两
龙齿三钱　琥珀二钱

【来源】源于明代王三才《医便》（1587年）卷四秘传牛黄清心丸。

【流传】清末，昆明药铺寅生堂制售牛黄清心丸。1938年12月30日，牛黄清心丸经云南全省卫生实验处查验，核与《管理成药规则》的规定相符，给予许可证，准许昆明市药材业同业公会所属药铺制售。处长姚寻源签发了许可证。1981年，昆明因未申报牛黄清心丸而停产。

【存续状况】2020年，云南省内有腾药制药公司生产和销售牛黄清心丸。

痧气丸

苍术三两　寸香二钱　大黄六两　蝉酥[2]一两　天麻三两六钱

①僵虫，通“僵蚕”。下同。

②蝉酥，通“蟾酥”。

麻黄三两六钱　丁香六钱　明雄[①]三两六钱　硃砂三两六钱　甘草二两二钱
牙皂二两　细辛二两

【来源】源于清末马培之《青囊秘传》痧丸。

【流传】清末，昆明药铺制售的痧药名目繁多。寅生堂制售灵应痧药，福林堂和大安堂制售万应痧气丸。1938年，川黔等流行真性霍乱。昆明市慈善会募集捐出痧气丸、银翘散等防疫药品用于治病。1939年1月，昆明市药材业同业公会统一了昆明各药铺痧气丸处方。1954年3月，痧气丸载入《昆81方》，作为行业标准。

【存续状况】2020年，生产痧气丸的有云南腾药制药公司和江西樟树制药公司两家。痧气丸为处方药，须由医生开具，并在医生指导下使用。

黑锡丹

黑锡四两　洋硫磺[②]四两　天雄二两　沉香二两　胡巴二两
阳起石二两　茴香二两　广香二两　上桂[③]二两　肉豆蔻二两
故纸[④]二两　金铃子二两

【来源】出自宋代《太平惠民和剂局方》卷五黑锡丹。

【流传】清末，昆明药铺福林堂制售精制黑锡丹，福元堂制售姜黄黑锡丹，寅生堂制售黑锡丹，大安堂制售回生黑锡丹，各家处方不一。1939年1月，昆明市药材业同业公会统一了黑锡丹处方，载入《昆明方目》中，作为行业标准。

【存续状况】在“文革”期间，由于药材紧缺，黑锡丹暂停生产。2020年，

①明雄，“雄黄”的别称。
②洋硫磺，通“洋硫黄”。
③上桂，上等的肉桂。
④故纸，通“骨脂”，指补骨脂。

云南省无黑锡丹生产。省外有少数企业生产黑锡丹，如北京同仁堂、天津乐仁堂、上海雷允上、杭州胡庆余堂、江西国药和江西樟树制药公司。黑锡丹为处方药，须由医生开具，并按医嘱或说明书使用。本品不可久服。

天麻丸

天麻六两　牛夕六两　萆薢六两　当归十六两　天雄六两
羌活八两　生地十六两　元参六两　杜仲七两　独活五两

【来源】出自元代朱震亨《丹溪心法》（刊于1481年）上卷天麻丸。

【流传】清末，昆明药铺福林堂、寅生堂制售天麻丸。民国时期，制售天麻丸的药铺增多，除福林堂、寅生堂外，还有杨大安堂集生药房、杨大安堂福寿药号、百福堂、泰安药号、春和堂、宏济堂、益寿药号、荣安堂、荣康堂、春荣参药号、云南大药房。1939年，昆明市药材业同业公会对天麻丸处方作了统一，载入《昆明方日》中，作为各药铺的制剂标准。1954年3月，昆明市工商业联合会药商业同业公会对天麻丸加以微调（加茯苓和肉桂而减萆薢，共11味），载入《昆81方》。

【存续状况】1975年，昆明中药厂开始采用本地天麻丸（11味）处方改剂型，试制成天麻祛风补片。1989年，经云南省卫生厅审查并上报国家卫生部，将天麻祛风补片收载入卫生部部颁标准。2001年4月23日，天麻祛风补片被列为国家（二）级中药保护品种，2006年获得续保。2010年，天麻祛风补片载入《中国药典》。2013年，天麻祛风补片被昆明市人民政府认定为昆明名牌产品。

通关散

细辛二两　薄荷二两　牙皂三两　蟾酥一钱　麝香五分

鹅不食草五钱

【来源】始于唐代孙思邈《备急千金要方》（652年）卷二十五（无名方）。

【流传】1857年，福林堂在昆明开设，制售开窍通关散。1910年，昆明药铺大安堂设立，制售救急通关散。民国时期，通关散从福林堂和大安堂扩散到其他药铺制售。福康药号、宏济堂康记、益寿药号、荣康堂、云南大药房制售通关散。1939年，昆明市药材业同业公会将通关散载入《昆明方目》中，作为各药铺的制剂标准。1956年，昆明中药材业全行业公私合营后，通关散因麝香原料紧缺，昆明暂未生产。

【存续状况】因麝香紧缺，调整了通关散的成分。据《中国药典》（2010年版），通关散由猪牙皂、细辛和鹅不食草3味组成，功能与主治："通关开窍。用于痰浊阻窍所致的气闭昏厥、牙关紧闭、不省人事。"用法与用量："每用少许，吹鼻取嚏。"通关散为处方药，须医生开具才能使用。2020年，省外有北京同仁堂、广东佛山冯了性药业公司等生产供应通关散。

虎骨酒

虎骨四两　萆薢四两　仙灵脾①四两　苡仁②四两　淮夕三两
熟地五两

【来源】出自宋代许叔微《类证普济本事方》（约1132年）卷四虎骨酒。

【流传】1938年12月30日，虎骨酒经云南全省卫生实验处查验，核与《管理成药规则》的规定相符，给予许可证，准许昆明市药材业同业公会所属药铺制售。处长姚寻源签发了许可证。1954年3月，昆明市工商业联合会药商业同业公会

①仙灵脾，即淫羊藿。

②苡仁，指薏苡仁。

汇编《昆81方》，收录虎骨酒。1956年，昆明中药材全行业公私合营，成立公私合营昆明市中药材加工厂，生产虎骨酒和虎骨木瓜酒。

【存续状况】1993年，中国加入联合国保护野生动物公约。1993年5月29日，国务院发出《关于禁止犀牛角和虎骨贸易的通知》，取消犀牛角和虎骨药用标准，今后不得再用犀牛角和虎骨制药。2020年8月5日，虎骨的代用品人工虎骨粉获得国家药品监督管理局的批准，由西安金花制药厂生产。这为虎骨酒恢复生产准备了条件。

伤寒门

普济散

藿香八两	苍术八两	神粬八两	茯苓八两	法夏八两
桔梗八两	前胡六两	槟榔六两	陈皮六两	厚朴八两
砂仁七两	麦芽六两	白芷六两	白术八两	羌活三两
炒黄芩六两	川芎三两	焦查六两	扁豆六两	甘草四两

【来源】聚合于宋代《太平惠民和剂局方》（1078年）藿香正气散和元代王好古《此事难知》（1232年成书）辑张元素方九味羌活汤两方。

【流传】1857年，昆明药铺福林堂开设，制售普济散。福林堂的普济散与内地的普济消毒饮处方不同。1902年，姚静仙开设的福元堂制售神效普济散。1910年，开设在昆明的大安堂制售神效普济散。姚济药号制售姚济神效散。1939年，昆明市药材业同业公会汇编制剂标准《昆明方目》，以“普济散”之名载入其中，并对处方作了规范。

【存续状况】1956年，昆明中药材业全行业公私合营，成立公私合营昆明市中药材加工厂。因原料紧缺，该厂未生产普济散。此后，该药未载入《云南省药品标准》（1974年），省外厂家也未生产。昆明普济散的组分藿香正气散和九味羌活汤，依然保留了下来。

苏风丸

广皮四两　升麻八两　葛根八两　黄芩四两　竹柴胡八两
法夏四两　茯苓六两　香附六两　苍术四两　麻黄八两
厚朴六两　甘草四两　砂仁四两

【来源】聚合于宋代《太平惠民和剂局方》（1078年）升麻葛根汤和香苏散，以及明代张介宾《景岳全书》（1624年）柴平汤三方。

【流传】1857年，昆明药铺福林堂开设，制售疏风宣和丸。1902年，福元堂开设，制售苏风宣和丸。1910年，大安堂设立，制售苏风宣和丸，治症为“四时感冒，伤风咳嗽”。各药铺处方不一。中华人民共和国成立后，昆明市开展成药整顿和审查，成药审查委员会主委戴丽三献出家传验方“感冒苏风丸”。1954年3月，感冒苏风丸载入《昆81方》之中，作为各药铺的制剂标准。1997年，感冒苏风丸更名为“感冒疏风丸”，载入《中华人民共和国卫生部药品标准·中药成方制剂》第十三册。

【存续状况】该药2004年获得国家二级《中药保护品种证书》，2011年获得续保，为2009年《国家医保药品目录》《国家基本药物目录云南省补充药品目录》品种，2010年《云南省医保药品目录》品种。2013年被评为云南名牌产品。2020年，生产感冒疏风丸（片、颗粒）的厂家集中在云南，如昆中药公司、腾药制药公司和康恩贝希陶药业公司3家企业。省外有吉林龙鑫药业生产感冒疏风胶囊。

百解散

荆芥二两　麻黄二两　白芷二两　苍术二两　陈皮二两
甘草一两

【来源】出自宋代《太平惠民和剂局方》（1078年）卷二消风百解散。

【流传】1857年，昆明药铺福林堂制售万应百解散，分冬季和非冬季方。1892年，徐振扬开设的寅生堂制售消风百解散；1902年，姚静仙创办的福元堂制售苏风百解散；1910年，杨尚文创立的大安堂制售消风百解散；1921年，杨本洲创立的赢仙药室制售消风百解散。1939年，昆明市药材业同业公会将百解散收载入《昆明方目》中，作为制剂规范。1974年，《云南省药品标准》以“伤风散（百解散）”的名称收载。

【存续状况】1981年，因药材紧缺，在地方标准升国家标准时，伤风散（百解散）未申报而停产。2020年，伤风散改进而成的伤风停胶囊是云南特产药，由云南白药集团生产。

双解丸

苏叶九两　香附六两　羌活六两　防风六两　焦查六两
麦芽六两　枳实九两　苍术十二两　广陈皮六两　法夏十二两
厚朴十二两　桑皮六两　白芷六两　黄芩六两　苏子六两
甘草三两

【来源】聚合于宋代周应《简要济众方》（1051年）卷五平胃散、宋代《太平惠民和剂局方》（1078年）香苏散和苏子降气汤、金代李东垣《内外伤辨惑论》（1231年）曲蘖枳术丸和元代王好古《此事难知》（1232年）辑张元素方九味羌活汤五方。

【流传】杨鉴衡和杨平山1886年创立的杨衡源保龄药室，徐振扬1892年开设的寅生堂，杨尚文1910年创立的大安堂等药铺制售双解香苏丸。1902年，姚静仙创办的福元堂制售苏风双解丸和天水益元散。1939年，昆明市药材业同业公会统一了双解散的处方，载入《昆明方目》中，作为行业标准。

【存续状况】在地方标准升国家标准时，因药材紧缺未申报双解散而停产。2002年，昆明天紫红制药厂取得双解胶囊的药品标准批文，生产双解胶囊，继承了双解丸。

防风通圣丸

大黄五两	防风五两	芒硝五两	荆芥五两	麻黄五两
栀子四两	赤芍五两	连翘四两	甘草六两	桔梗八两
川芎五两	秦归尾四两	石膏八两	滑石十两	薄荷四两
黄芩八两	白术四两	木通四两		

【来源】源于金代刘完素《黄帝素问宣明论方》（1172年）防风通圣散。

【流传】清末，昆明药铺福林堂、寅生堂、杨衡源保龄药室、福元堂、大安堂等均制售防风通圣丸。1939年，昆明市药材业同业公会汇编《昆明方目》，收载防风通圣丸，规范了处方标准。《云南省药品标准》（1974年版）将该药改名为“防风清热丸”。

【存续状况】在地方标准升国家标准中，昆中药公司因未申报防风清热丸而停产防风通圣丸。云南省内无企业生产。2020年，省外各地生产防风通圣丸的厂家很多，如北京同仁堂、天津乐仁堂、上海雷允上、广州白云山、重庆桐君阁等。

人参败毒散

明党参八两	羌活四两	独活四两	柴胡六两	茯苓四两
前胡四两	桔梗三两	枳壳三两	川芎四两	甘草二两

【来源】出自宋代《太平惠民和剂局方》（1078年）卷二人参败毒散。

【流传】清末，昆明药铺福林堂、寅生堂、福元堂等均制售人参败毒散。民国中期，由昆明市药材业同业公会主席代表药铺提出请求，人参败毒散于1938年12月30日经云南全省卫生实验处查验，核与《管理成药规则》的规定相符，给予许可证，准许昆明市药材业同业公会所属药铺制售。处长姚寻源签发了许可证。

【存续状况】1974年，《云南省药品标准》未载入人参败毒散。云南省无企业生产。2020年，广东珠海的健康药业公司生产人参败毒胶囊。相近的药品有败毒散（吉林通化）、小败毒膏（北京同仁堂）、大败毒胶囊（贵州寿仙）、连翘败毒片（天津乐仁堂）等。人参败毒散的衍化方荆防颗粒，由昆中药公司生产，继承了古方技艺。

暑湿门

藿香散

藿香六两	苏叶六两	吴芷[1]六两	槟榔六两	茯苓六两
苍术四两	陈皮四两	法夏四两	厚朴四两	桔梗四两
甘草二两				

【来源】出自宋代《太平惠民和剂局方》（1078年）藿香正气散。

【流传】藿香散，全称“藿香正气散”。清末，嵩明县杨林的管浚把藿香正气散与香薷散化裁加减，称为“寸金丹”，用来急救湿温病、痧证急症、小儿秋季腹泻等，能争取贵如“寸金”的时间扭转病情。此后，昆明药铺纷纷制售藿香正气散。1939年，昆明市药材业同业公会将藿香正气散载入《昆明方目》中，称“藿香散”，作为各药铺的制剂标准。

【存续状况】2020年，藿香正气散除水剂、丸剂、散剂外，还生产出片剂、颗粒剂、胶囊等剂型。制售的药企有云南白药股份、云南白药集团大理药业、雄业制药、大唐汉方、腾药制药、云河药业、楚雄龙发制药、楚雄裕丰、万裕、腾冲东方红制药、楚雄天利、云南植物药业、普洱丹州、康恩贝希陶药业、梁河民族制药、广福药业、昆中药、玉药生物、滇中药业和云龙制药共20家公司。省外制售藿香正气散的公司也较多。

①吴芷，吴白芷的别名，指产自吴国（今江浙一带）的白芷。

辰砂益元散

滑石十二两　　甘草二两　　辰砂[1]五钱

【来源】出自金代刘完素的私淑葛雍《河间刘守真伤寒直格》益元散。

【流传】明代，兰茂用益元散治疗中暑。清末，昆明药铺寅生堂、仁安堂（萱和药号）、福元堂、大安堂制售辰砂益元散、六一散（无朱砂）、天水益元散、益元散。1939年，昆明市药材业同业公会对各药铺参差不齐的成药统一处方和名称，以“辰砂益元散”之名载入《昆明方目》中，作为行业标准。

【存续状况】1956年，昆明中药材全行业公私合营后，昆明市中药材加工厂未生产原各药铺的益元散。1959年5月，昆明市卫生局药政科登记成药，益元散因未登记而停产。此后，《云南省药品标准》（1974年版）未收载，云南其他企业也未生产。

2020年，省外生产六一散的企业较多，如北京同仁堂、天津宏仁堂、浙江天一堂、广州小奇灵等。同时，省外还生产益元散。

万应神釉

蓼草十六两　　青蒿十六两　　香茹十六两　　苍耳草十六两　　桂枝六两
藿香六两　　苏叶六两　　麻黄六两　　吴芷十六两　　羌活九两
防风六两　　荆芥六两　　厚朴六两　　陈皮九两　　香附六两
芸香草四两　　焦查四两　　甘松六两　　三奈[2]六两　　草果四两
苍术四两　　槟榔四两　　麦芽六两　　薄荷六两　　粉葛四两
柴胡六两　　木香四两　　法落海十六两

①辰砂，又名“朱砂”“丹砂”“汞沙”等，其主要成分是硫化汞。
②三奈，即山奈，又名“沙姜”。

【来源】源于清代恬素《续补集验良方拔萃》（1843年）万应神曲。

【流传】1892年，徐振扬在昆明四牌坊创设寅生堂，制售丸散和药材，自制万应神曲、法制半夏曲、六合神曲等各种名曲。1939年，昆明市药材业同业公会统一规范，把万应神曲载入《昆明方目》中。1974年《云南省药品标准》收载时，改称“云曲”，并将酒药和面粉作为成分，共30味，处方与《昆81方》万应神曲相同。

【存续状况】地方标准上升为国家标准时，云曲因未申报而停产。与云曲相近的有建曲。云南白药股份公司、大理州中药公司、楚雄裕丰公司生产建曲。2020年，生产万应神曲的企业有福建泉州中侨药业公司，称“老范志万应神曲”，继承了古方古法。杭州天目山药业公司生产采云曲，由六神曲加白术、薄荷等26味组成，处方与云曲相近。

六神粬

青蒿五斤　蓼草五斤　苍耳草五斤　苦杏仁五斤　红豆蔻二斤半

饭豆二斤半

【来源】源于隋末唐初甄权《药性论》神曲。

【流传】明代，兰茂用神曲治感寒证。清末和民国初期，昆明药铺制售神曲。福林堂制售建神曲。1914年，《寅生堂药目》收载六合神曲。1939年1月，昆明市国药业同业公会将化验合格的成药汇编成《各种成药配方目录》，简称《昆明方目》，作为各药铺的制药标准。《昆明方目》收载六神曲，有了统一的处方。1974年，《云南省药品标准》收载六神曲，称之为“六曲”。国家适当集中饮片加工后，云南于1984年建立了昆明天紫红饮片厂，六神曲工艺技术得到传承。

【存续状况】2020年，昆明市、大理州、楚雄州等地生产六神曲和建曲，建曲有10g/块、20g/块和30g/块3个规格。六神曲的省外产地集中于四川、广西和湖北等省（市）。六神曲多作为中成药的原料使用。

燥火门

清宁丸

大黄十斤　　柏叶三斤　　荷叶五十个　　车前草六斤　　藕汁三斤

【来源】源于清代顾锡《银海指南》（1807年）清宁丸。

【流传】清末，昆明药铺福林堂、寅生堂、福元堂等制售法炙清宁丸、法制清宁丸或清宁丸。1939年，昆明市药材业同业公会把清宁丸收载入《昆明方目》中。中华人民共和国成立后，清宁丸载入昆明市工商业联合会药商业同业公会汇编的《昆81方》中，作为各药铺统一的制剂标准。1974年，《云南省药品标准》未见清宁丸标准，云南省内未生产。

【存续状况】2020年，清宁丸在省外主要有北京同仁堂、天津达仁堂、山西广誉远、浙江天一堂、重庆桐君阁等十余家企业生产。

上清丸

儿茶二十两　　马槟榔二两　　薄荷四两　　月石[①]二两　　乌梅一两
粉草[②]一两　　洗片一两

①月石，通“硼砂”。下同。
②粉草，即甘草。下同。

【来源】源于明代方广《丹溪心法附余》（1536年）上清丸。

【流传】上清丸，全称“阮氏上清丸”。清康熙年间（1662—1722年），昆明阮氏手工制售上清丸。1875—1909年，昆明出产的阮氏上清丸由大东门内阮姓创制，当时称“上清丸”，以“清喉头，治脖子疼”而远近闻名。同时，福林堂、福元堂、大安堂等制售冰梅上清丸，寅生堂制售秘方上清丸。1939年，经云南全省卫生试验处化验合格，昆明市药材业同业公会以阮氏上清丸为主，吸收了业内经验，通称“上清丸”，载入《昆明方目》中，作为行业标准，要求各中药铺照方制售。1997年，在地方标准上报部颁标准时，依照其历史品牌影响而沿用最初的名称“阮氏上清丸”。

【存续状况】2015年，以“口咽清丸（阮氏上清丸）”之名，阮氏上清丸的药品标准载入《中国药典》，质量技术标准又得到提高。2020年版《中国药典》正式把“口咽清丸”作为通用名称，口咽清丸是昆中药公司独家产品。

清火丸

桔梗十六两　连翘十六两　甘草八两　栀子八两　薄荷六两
黄芩四两　竹叶四两

【来源】源于清代吴鞠通《温病条辨》（1798年）翘荷汤。

【流传】清末，昆明药铺福林堂、大安堂等制售清火润燥丸，寅生堂、仁安堂（萱和药号）制售润燥清火丸，福元堂制售犀角清火丸，各药铺处方不一。1939年，昆明市药材业同业公会统一各药铺处方，将清火丸载入《昆明方目》中。1954年3月，昆明市工商业联合会药商业同业公会印行《昆81方》，收载清火丸。1974年，《云南省药品标准》收载清火丸，与清火丸相近的银翘解毒丸和银翘解毒片也载入《云南省药品标准》中。

【存续状况】1981年5月22日起国家实施药品批准文号后，云南各地取得银翘解毒丸（片）、桑菊感冒片以及云南特产桑菊银翘散等的批准文号，继续生产。清火丸因未取得批准文号而停产。

到2020年，云南出自《温病条辨》银翘散的成药有桑菊银翘散、银翘解毒丸（片）、羚翘解毒片等，其中银翘解毒片的产地较多，如昆明、大理、个旧、普洱、文山等州（市）。

省外没有清火丸生产。名为“通便清火丸”“牛黄清火丸”“孕妇清火丸”等的药品，处方与云南方清火丸不同。

二母丸

贝母十六两　知母四两　酒军[①]十六两　黄芩八两　前胡四两

花粉八两　桔梗八两　杏仁四两　桑皮四两

【来源】源于明代吴球《活人心统》（1539年）二母丸。

【流传】清末，福林堂制售宁嗽二母丸，寅生堂、福元堂制售宁嗽二母丸、天麦二冬膏等润燥药，大安堂则称“二母宁嗽丸”，各家处方不同。1939年，昆明市药材业同业公会统一各药铺处方，将二母丸载入《昆明方目》中，作为行业标准。

【存续状况】在地方标准上升为国家标准时，昆明的二母丸因未申报而停产。与昆明的二母丸相近的有二母宁嗽丸、二母安嗽丸等。2020年，省外生产二母宁嗽丸的厂家较多，如北京、天津、重庆等市均有生产。

①酒军，即酒将军，指酒大黄，大黄通泻大肠的药力强，故有“将军”之称。酒大黄，指用酒蒸煮的大黄。

栀子金花丸

黄连八两　黄芩十六两　黄柏十六两　栀子十六两　大黄十六两

银花十六两　桔梗十六两　薄荷十六两　甘草八两

【来源】源于东晋时期葛洪《肘后备急方》（约公元3世纪）无名方。

【流传】清末，昆明药铺德生行、福林堂、寅生堂、太和堂、仁安堂（萱和药号）、福元堂、大安堂、赢仙药室、翟玉六药房等制售栀子金花丸。1939年，昆明市药材业同业公会统一各药铺处方，在《昆明方目》中规定了栀子金花丸处方。1996年，在地方标准上升为国家标准时，因昆明的栀子金花丸处方与《中国药典》（1963年版）栀子金花丸相异，而改称“金花消痤丸”。

【存续状况】2001年4月，金花消痤丸被列为国家（二）级中药保护品种，2006年获得续保。2019年8月，金花消痤丸被评为云南名牌产品。2020年，金花消痤丸为云南特产药，仅昆中药公司生产。

槐角丸

槐角八两　地榆八两　荆芥八两　侧柏叶八两　枳壳八两

防风七两　当归八两　炒黄芩八两　苍术八两　生地[①]八两

甘草六两

【来源】源于宋代《太平惠民和剂局方》（1078年）槐角丸。

【流传】槐角丸，全称“地榆槐角丸”。清代末期，昆明药铺寅生堂、大安堂、福元堂等制售地榆槐角丸。1939年1月，经云南全省卫生实验处化验合格，以“槐角丸”之名载入《昆明方目》中，作为各药铺的制剂标准。

①生地，即生地黄。

【存续状况】20世纪90年代，在地方标准升国家标准时，昆明方槐角丸因未申报而停产。云南省没有企业生产。与昆明的槐角丸相近的，2020年省外有地榆槐角丸和槐角丸，两方各有侧重。

苦参扫疥丸

苦参二两	荆芥二两	防风二两	羌活二两	独活二两
当归二两	川芎二两	赤芍二两	连翘二两	银花二两
黄柏一两	黄芩二两	枝子二两	滑石二两	白术二两
黄连一两	甘草二两			

【来源】源于明代龚廷贤《寿世保元》（1615年）苦参丸。

【流传】清末，昆明药铺福林堂、大安堂、福元堂、翟玉六药房、仁安堂（萱和药号）等制售苦参扫疥丸。1939年1月，昆明市药材业同业公会汇编《昆明方目》，统一苦参扫疥丸的技术标准。1974年，《云南省药品标准》未收载苦参扫疥丸，此后停产。

【存续状况】苦参配伍的成药，2020年有苦参胶囊、苦参疱疹酊等，由云南永孜堂、云南年圣科药业等生产。苦参胶囊由苦参一味组成。苦参疱疹酊由苦参、蜂胶、牡丹皮和灯盏细辛4味组成。两方都继承了云南彝族医药知识，成为云南民族医药的代表成药。

银翘散

贝母二两	白菊三两	桑叶三两	连翘三两	银花三两

桔梗一两五钱　薄荷二两　竹叶二两　荆芥二两　牛傍[1]二两
苦杏二两　苇根三两　虫退三两　姜虫[2]一两五钱　滑石三两
绿豆二两　淡豆豉一两　甘草二两

【来源】聚合于清代吴鞠通《温病条辨》（1798年）卷一银翘散和桑菊饮两方。

【流传】1922年，昆明知名医师姚荫轩创制桑菊银翘散，用来治疗外感风热和温病。1939年，昆明市药材业同业公会把桑菊银翘散载入《昆明方目》中，简称"银翘散"，作为制剂标准，饬令各药铺实施。1954年3月，昆明市工商业联合会药商业同业公会印行《昆81方》，收载桑菊银翘散。

【存续状况】2020年，桑菊银翘散为云南特产药，仅昆中药公司生产。

礞石丸

金礞石三两　大黄八两　沉香七钱　黄芩八两

【来源】出自元代王珪《泰定养生主论》（1327年）滚痰丸。

【流传】清末，昆明药铺福林堂、杨衡源保龄药室、太和堂、福元堂等制售礞石滚痰丸，寅生堂制售沉香滚痰丸，各家处方不一。1939年，昆明市药材业同业公会把礞石（滚痰）丸载入《昆明方目》中，作为各药铺的制剂标准。

【存续状况】1981年全国中成药整顿时，云南省未申报礞石滚痰丸，未有批准文号，后未生产。2020年，北京同仁堂、天津乐仁堂、杭州胡庆余堂、广州白云山等老字号企业生产礞石滚痰丸。全国有24家药企有该药的生产资质。

①牛傍，通"牛蒡"，指牛蒡子。
②姜虫，指白僵蚕。

五积散

当归十两　麻黄十两　苍术十两　厚朴八两　白术四两

【来源】源于宋代《太平惠民和剂局方》（1078年）五积散。

【流传】1933年，昆明人蔡凤岐在顺城街口1号设立保安堂药号，制售五积散等成药。1939年11月1日，五积散经云南全省卫生实验处查验，核与《管理成药规则》的规定相符，给予许可证，准许昆明市药材业同业公会所属药铺制售。处长姚寻源签发了许可证。1939年，昆明市药材业同业公会汇编《昆明方目》，收载五积散，作为制剂标准。

【存续状况】1959年5月，昆明市人民政府卫生局登记中成药，五积散未登记在册，未生产。名为“五积”的成药，省外2020年有五积散酒、五积丸和五积颗粒。其中，五积散酒和五积丸出自《太平惠民和剂局方》五积散处方，剂型不同。

复苏散

羌活一两　防风一两　粉葛一两　砂仁八钱　厚朴六钱
广香六钱　法夏六钱　广皮六钱　薄荷四钱　甘草四钱
枯矾四钱　细辛四钱　牙皂四钱　草果四钱　槟榔四钱
雄黄二钱　硃砂四钱　草扣三钱　藿香八钱　桔梗八钱

【来源】聚合于宋代《太平惠民和剂局方》（1078年）藿香正气散和清代王晋夫《医方易简集》（1852年）仙传甘露回生丹两方。

【流传】清末，昆明药铺福林堂、大安堂等制售复苏散、苏合香丸。福林堂称“复苏散”，大安堂称“神效复苏散”，福元堂称“姚济神效散”。1939年，昆明市药材业同业公会将复苏散载入《昆明方目》中，作为行业标准。1954年3

月，《昆81方》收载复苏散。1956年，昆明中药材业全行业公私合营后，复苏散化裁为“苏合丸”，由公私合营昆明市中药材加工厂生产。1974年，《云南省药品标准》收载苏合丸，在昆明方苏合丸里再加苏合油一味，共25味，作为生产、使用、质量、检验等部门管理该药的技术标准。

【存续状况】到2020年，云南省内制售苏合丸和苏合香丸的企业分别是云南白药集团大理药业公司、丽江药业公司和腾药制药公司。

咽喉口齿门

吹喉散

熊胆一钱	寸香五分	洗片一钱	青黛三钱	牙皂三钱
细辛二钱	牛黄一钱	枯矾一钱	月石三钱	人手指甲二钱

【来源】聚合于宋代《太平惠民和剂局方》（1078年）卷七吹喉散、明代方广《丹溪心法附余》（1536年）卷一通关散和清代凌奂《外科方外奇方》（1893年）卷三吹喉散三方。

【流传】1880年10月13日，恒德堂家庭药社在昆明绥靖路（现人民中路）226号开业，配制膏药与散剂出售，制有吹喉散、玉红膏、黑膏药、水膏药、红升丹、解毒丹等名方验方。1886年，太和药室（后称“王太和春”）在昆明武成路109号开业，配制吹喉散、拈痛散、雀粉丹、吹耳丹等13种成药。1939年，昆明市药材业同业公会将吹喉散载入《昆明方目》中。

【存续状况】1959年，因原材紧缺未制售，吹喉散在昆明市卫生局登记成药时未登记。到2020年称“吹喉散”的，有珠黄吹喉散，仅有广东和广西两地生产。

绿袍散

黄柏二两　　薄荷二两　　洗片六钱　　青黛二两

【来源】源于南宋滕伯祥《走马急疳真方》（1275年）绿袍散。

【流传】清末，昆明药铺福林堂制售吹喉绿袍散，寅生堂制售绿袍散。1939年1月，经昆明市药材业同业公会选定，云南全省卫生实验处化验合格，绿袍散载入《昆明方目》中。1975年，昆明牙膏厂在昆明市日化工厂牙膏车间的基础上成立，地址在昆明市青年路节孝巷12号，为国家轻工部生产牙膏的定点厂，研制生产三七药物牙膏。三七药物牙膏消炎止痛，使用方便，深受群众喜爱。随着刷牙和牙膏的普及，绿袍散逐渐停产。

【存续状况】到2020年，云南省内无绿袍散生产。省外有西安顺康制药有限公司生产供应绿袍散。

冰硼散

硼砂三两　　冰片五钱　　僵虫五钱

【来源】源于明代陈实功《外科正宗》（1617年）冰硼散。

【流传】1873年，嵩明县杨林的管浚在《管浚秘方》中记载冰硼散。冰硼散在管氏开设于昆明和杨林的万春堂药铺里制售。民国初期，昆明药铺寅生堂制售冰硼散。1939年1月，昆明市药材业同业公会将冰硼散载入《昆明方目》中，作为制剂标准。1952年，福林堂制售搽牙冰硼散。

【存续状况】1981年，昆明未生产冰硼散。2020年，云南省内有腾药制药公司生产冰硼散。省外生产冰硼散的地区较多，如四川、贵州、广东、黑龙江哈尔滨等。

幼科门

保童丸

胆南星一两	楚荷五钱	法夏五钱	天麻五钱	炙小白附子五钱
花粉五钱	橘红五钱	珀末[①]六钱	姜虫五钱	虫退五钱
白芷五钱	荆芥五钱	麝香二分	甘草三钱	钩藤五钱
全虫[②]五钱	防风五钱	云连五钱		

【来源】聚合于宋代王怀隐等撰的《太平圣惠方》（978—992年）保童丸、宋代《小儿卫生总微论方》（1158年）大天南星散和天麻钩藤汤三方。

【流传】1873年，嵩明县杨林的管浚在《管浚秘方》中载有保童丸。保童丸在管氏开设于昆明和杨林的万春堂里均有制售。清末，昆明药铺福林堂、福元堂、寅生堂、太和堂、杨衡源保龄药室、大安堂等制售保童丸，称“疏风保童丸”或“苏风保童丸”。1939年，昆明市药材业同业公会汇编《昆明方目》，收载保童丸，作为全行业的通用配方标准。

【存续状况】地方标准升国家标准时，昆明疏风保童丸因未申报而停产。2020年，云南省内有云南白药集团生产止泻保童颗粒，省外有北京同仁堂生产泻痢保童丸和保童化痰丸。这些处方与昆明的疏风保童丸均不同。

---

①珀末，即琥珀末。

②全虫，即全蝎。

追风紫霞丹

胆南星一两	姜虫一两	虫退八钱	天麻八钱	全虫五钱
橘红一两	钩藤一两	法夏一两	大黄五钱	玉京一两
竺黄[①]一两	麦冬一两	羌活一两	茯苓一两	薄荷一两
小白附子一两	巴霜[②]二钱	甘草五钱		

【来源】聚合于宋代王怀隐等撰《太平圣惠方》（978—992年）卷八十五追风丸、明代朱橚等编撰《普济方》（1406年）卷二六五神仙紫霞丹和明代秦昌遇《幼科金针》（成书年代不详）卷上礞石滚痰丸三方。

【流传】清末，昆明药铺福林堂、福元堂、寅生堂、太和堂、大安堂、翟玉六堂制售追风紫霞丹。1939年，昆明市药材业同业公会统一了各药铺追风紫霞丹的处方，在《昆明方目》里规范了追风紫霞丹的制剂标准。

1981年后，在地方标准升国家标准时，救急丸、镇惊化风丸因昆明缺乏麝香、牛黄等药料而停产，也未申报，未取得卫生部门的生产批准文件。

【存续状况】2020年，与追风紫霞丹功能相近的中成药，云南省有小儿惊风七厘散、八宝镇惊丸。云南腾药制药公司、腾冲东方红制药公司生产小儿惊风七厘散，其中腾冲东方红制药公司还生产八宝镇惊丸。省外有生产小儿回春丸的，如天津达仁堂、杭州胡庆余堂等。

化虫散

青皮一两	橘红一两	白术二两	茯苓二两	麦冬一两

①竺黄，即天竺黄。

②巴霜，即巴豆霜。

使君子一两	蓼实子八钱	芡实八钱	条参一两	建连子[①]八钱
焦山查八钱	麦芽一两	胡连[②]五钱	苏芦荟四钱	洋抚荑[③]五钱
柴胡八钱	白芍一两	谷虫八钱	神粬一两	槟榔八钱
绣风[④]一两	甘草一两			

【来源】聚合于宋代太医院《圣济总录》（1111—1118年）化虫散、明代朱橚等编撰《普济方》（1406年）化虫丸、明代王肯堂《证治准绳》（1602年）健脾丸和清代爱虚老人《古方汇精》（1804年）化虫散四方。

【流传】1857年设立的福林堂制售金蝉消肝散，寅生堂制售清疳化虫散、消疳肥儿丸、小儿健脾丸等成药，大安堂制售清疳化虫散。1939年，昆明市药材业同业公会统一了化虫散处方，并载入《昆明方目》中。1954年3月，昆明市人民政府卫生局组织药品审查委员会审查成药，沿用化虫散处方，恢复“清肝化虫散”之名，载入《昆81方》中。

【存续状况】2002年，在地方标准上升为国家标准时，经国家药监局组织专家做医学和药学审查，把清肝化虫颗粒更名为“和胃疗疳颗粒”。2020年，和胃疗疳颗粒为云南特产药，仅昆中药公司生产。

---

①建连子，通“建莲子”。

②胡连，即胡黄连。

③洋抚荑，通“洋芜荑”。

④绣风，即“绣球防风”的简称。

疮科门

玉红膏

当归二两	血竭五钱	乳香五钱	白芷一两	紫草五钱
川贝一两	冰片三钱	生地一两	红花五钱	口芪一两
没药五钱	甘草五钱	黄蜡五钱	白蜡五钱	猪油半斤

【来源】聚合于明代陈实功《外科正宗》（1617年）生肌玉红膏和清代钱秀昌《伤科补要》（1808年）玉红膏两方。

【流传】1873年，嵩明县杨林的管浚在《管浚秘方》中使用和记载玉红膏。玉红膏在管家开设于昆明和杨林的药铺万春堂内制售，此后各药铺纷纷制售。1939年11月1日，玉红膏经云南全省卫生实验处查验，核与《管理成药规则》的规定相符，给予许可证，准许昆明市药材业同业公会所属药铺制售。处长姚寻源签发了许可证。

【存续状况】1956年，昆明中药材业全行业公私合营后，昆明市中药材加工厂未生产玉红膏。1970年12月，昆明市卫生局批准百宝丹由昆明市中药制药厂生产。该厂副厂长李应楠和昆明市药材公司李玉章从昆明制药厂带回百宝丹方子，筹建百宝丹车间，百宝丹代替玉红膏成为伤科要药。2020年，云南省内没有玉红膏生产供应。北京同仁堂生产癣药玉红膏和生肌玉红膏，保留了古方古法。

玉真散

羌活一两　生小白附子十二两　生南星一两　吴白芷一两　防风一两
天麻一两

【来源】源于南宋许叔微《类证普济本事方》（约1132年）卷六玉真散。出自明代陈实功《外科正宗》（1617年）卷四玉真散。

【流传】1892年，徐振扬在昆明四牌坊（清末移至马市口）设立寅生堂，制售玉真散。《寅生堂药目》将玉真散列入疮科（包括伤科）门。此后，各药铺也制售玉真膏。1939年11月1日，玉真散经云南全省卫生实验处查验，核与《管理成药规则》的规定相符，给予许可证，准许昆明市药材业同业公会所属药铺制售。处长姚寻源签发了许可证。

【存续状况】因《中国药典》（1963年版）收载玉真散后有了标准，所以《云南省药品标准》（1974年版）未收载玉真散。此后，云南省内没有企业生产玉真散。北京同仁堂、重庆桐君阁、武汉中联和宜宾制药公司生产玉真散或玉真散胶囊。

七厘散

血竭一钱　高丽参三钱　红花一钱二分　三七三钱　硃砂一钱二分
没药一钱二分　乳香一钱五分　寸香五分　土别①七个　冰片五分②

【来源】始于明代僧人异远真人《跌损妙方》（1523年）七厘散。聚合于异远真人《铁损妙方》（1523年）七厘散与清代项天瑞《同寿录》（1762年）卷尾

①土别，通“土鳖”。

②五分，底本脱“五分”二字，据《云南省志·卷七十·医药志》补。

七厘散两方。

【流传】1892年，寅生堂制售七厘散，列为伤科门。此后，各药铺纷纷效仿，处方五花八门。1939年1月，昆明市药材业同业公会统一各药铺七厘散的处方，在《昆明方目》里订出了标准方，作为制剂标准。

因《中国药典》（1963年版）收载七厘散后有了标准，所以《云南省药品标准》（1974年版）未收载七厘散，而收载了跌打七厘散。《云南省药品标准》跌打七厘散处方与《昆81方》七厘散一致。1979年，昆明药师开发出云南七龙散和云南七龙胶囊，被列为国家一类新药。1998年分别更名为“云南红药散”和“云南红药胶囊”。

【存续状况】2005年3月12日，经国家食品药品监督管理局批准，昆明制药集团把云南红药散转移到下属的昆明中药厂生产。2020年，云南省内没有企业生产供应跌打七厘散。省外有重庆希尔安药业公司生产跌打七厘散。

补遗附方

糊　药

苍术八两	陈皮八两	甘草四两	厚朴八两	鸡内金二两
猪骨一斤	羊骨一斤	鸡足八两	酒药八两	焦查一斤
麦芽一斤	糊饭一斤	糯米一斤	麦饼一斤	草果四两
神粬八两	槟榔一斤	枳实一斤	甘草四两	

【来源】聚合于宋代周应《简要济众方》（1051年）卷五平胃散、明代兰茂《医门揽要》（1436年）上卷糊饭、明代方广《丹溪心法附余》（1536年）卷三消食化气香壳散和明代李梃《医学入门》（1575年）卷三糯米糊四方。

【流传】清末，糊药一度是福林堂独家的著名成药。民国初期，糊药仅为福林堂所制售。1939年1月，昆明市药材业同业公会将糊药载入《昆明方目》中，作为行业标准。

【存续状况】2020年，糊药为云南的特产药，仅昆中药公司和大理州中药制药公司生产。

建中丸

桂枝三两　杭芍三两　甘草二两　大枣四两　口芪三两
生姜四两　饴糖四两

【来源】出自东汉张仲景《金匮要略》（约210年）黄芪建中汤。

【流传】建中丸，全称“黄芪建中丸”。清末，寅生堂制售十四味大建中丸。1939年，昆明市药材业同业公会汇编《昆明方目》，收载黄芪建中汤。1953年前后，因小麦紧缺，饴糖缺乏，昆明药铺未制售黄芪建中丸。1954年3月，昆明市工商业联合会药商业同业公会印行的《昆81方》，未收载黄芪建中丸。此后，各药铺均未制售。

【存续状况】2020年，黄芪建中丸在云南省没有企业生产。内蒙古天奇中蒙制药公司、石家庄御和堂等生产黄芪建中丸。与黄芪建中丸相近的小建中合剂生产的地区较多，如四川、广东、浙江、山东等地均有制售。

孔圣枕中丹

煅龙骨五两　远志五两　菖蒲五两　龟板五两

【来源】出自唐代孙思邈《备急千金要方》（652年）孔子大圣知枕中方。

【流传】清末，昆明药铺寅生堂、大安堂等制售孔圣枕中丹。1939年11月1日，孔圣枕中丹经云南全省卫生实验处查验，核与《管理成药规则》的规定相符，给予许可证，准许昆明市药材业同业公会所属药铺制售。处长姚寻源签发了许可证。

【存续状况】1954年3月，昆明市工商业联合会药商业同业公会组织各药铺登记和审查中成药。孔圣枕中丹因缺龙骨、龟板等，配不齐，未载入《昆81方》，从此停产。2020年，孔圣枕中丸有北京同仁堂和杭州胡庆余堂生产供应。

柏子养心丸

柏子仁四两　茯苓四两　枣仁四两　生地四两　当归四两
五味一两六钱　硃砂四两　甘草二两

【来源】源于南北朝时期南齐姚僧垣《集验方》（约583年）柏子养心丸。

【流传】清末，昆明许多药铺均制售柏子养心丸，如寅生堂、太和堂、杨衡源保龄药室、福元堂和体德堂。柏子养心丸简称“柏子丸”或“养心丸”。1939年11月1日，柏子养心丸经云南全省卫生实验处查验，核与《管理成药规则》的规定相符，给予许可证，准许昆明市药材业同业公会所属药铺制售。处长姚寻源签发了许可证。1942年12月12日，云南全省卫生实验处准予柏子养心丸登记，并给予成药登记证，准许柏子养心丸在云南销售。处长缪安成签发了登记证。

【存续状况】2020年，柏子养心丸在云南省有昆中药公司、楚雄龙发制药公司、腾药制药公司、腾冲东方红制药公司4家企业生产。省外生产也较多，如北京、上海、天津等地。

方名索引

二画

三画

四画

五画

六画

七画

八画

九画

十画

十一画

十二画

十三画

十四画

十五画以上

校注后记

《昆明方目》是1939年昆明市药材业同业公会编纂的制剂标准，各药铺人手1册。现存世稀少。全书分14门，门下列成药，总收成药82种，补遗附方4种，共86种，每种成药记录名称、成分和分量。这些成药配制古朴，药名简洁，尤其标明药料的分量，使该书具有较高的史料价值。《昆明方目》传承古方古法，规范制药工艺，保存了中药非物质文化遗产，是近代昆明制药史上一部承前启后的著作①。

一、编纂背景

《昆明方目》是根据1930年4月26日卫生部医政司公布的《管理成药规则》而编订的。

《管理成药规则》第二条规定：调制或输入成药者，须将该成药名称、原料品名、分量、用法、用量、效能、容器种类并容量及其仿单印刷品等各事项依照规定格式，详细填明，连同样品呈请卫生部查验。核准后，给予成药许可证，始准营业。各该事项有变更时，亦同。（昆明市档案馆，档号：30-7-54）卫生部委托各省卫生官员办理成药查验事宜。

1930年8月，云南省民政厅第五科添设卫生专员1人，办理全省卫生行政。1936年7月1日，云南全省卫生实验处成立，开展成药化验工作②。该处饬令昆明市药材业同业公会转饬各药房药商等一体遵照，凡属未经化验成药，均应遵章化验。

①杨祝庆：《〈昆明方目〉的编纂、内容特点和价值》，《中华医史杂志》，2017，第1期，第41-44页。

②云南省卫生厅：《云南卫生通志》，云南科技出版社，1999，第15-16页。

昆明市药材业同业公会统一送检各药铺的成药样品。1938年4月11日，昆明市药材业同业公会主席张万钟把乌鸡白凤丸、卫生丸、参茸丸等30种成药送到云南省卫生实验处所属的卫生试验所化验。同年7月23日，该所药物股分别详加化验，除参苏理肺丸外，其余29种成药，化验均未检出毒质，尚属合格。同年12月30日，处长姚寻源签署云南全省卫生实验处成药许可证，准予制售。照此程序，昆明市药材业同业公会后来继续送检化验。到1939年12月止，统计化验合格成药卫生丸等82种（后补遗附方4种），汇编成《各种成药配合方目录》一册。

编纂《各种成药配合方目录》的目的："将化验药方汇而为册，印发同业铺店，人手一编，作为配合成药之标准。以后遵方配合，不得加减，以昭统一。"

1942年，昆明市国药业同业公会常务委员赵權（号衡三）首次称《各种成药配合方目录》为"方目"，业内沿用，继续称为《昆明方目》。《昆明方目》是昆明中药铺的配本。刻印之后，在业内施行和流通，未公开出版。

二、内容与特点

《昆明方目》，在正文之前，顶格印有"昆明市药材业膏丹丸散目录"，口题内容也是这12个字。书口下角印有页码。全书共27叶（54页）。

题目之下为正文。正文有补益门、脾胃门、妇科门、痰嗽门、眼目门、泻痢门、气滞门、风痰门、伤寒门、暑湿门、燥火门、咽喉口齿门、幼科门和疮科门共14门，门下列成药，多则十七八种，少则四五种，共82种成药，补遗附方4种。

每种成药下有成分和分量，无用法、用量、效能、容器种类并容量等。一方一目，仿佛旧时医生开具的药方。

如"补中丸"，党参（三两）、口芪（十两）、白术（三两）、当归（五两）、陈皮（二两）、升麻（二两）、柴胡（二两）、炙甘草（二两）。接着是"归脾丸"，党参（十五两）、白术（二十两）、茯苓（十五两）、枣仁（二十两）、元肉（二十两）、炙口芪（十五两）、当归（十两）、炙远志（三两）、广木香（三两）、炙甘草（五两）。接着又是“八珍丸”……

成药和药材名称的字体稍大，相当于现在的二号字；分量的字体稍小，相当于小三号字。

《昆明方目》的特点：第一，遵照古方古法配制。《昆明方目》序言指出，列入方目的成药绝大多数为经方。“吾业所售成药，均遵照古方古法，积若干年之经验，有悠久之历史。”因此，本来由各药铺分别送呈化验，但“合以成药售者虽众，其所本之方配合之法皆一也”。最后“将个人之个别化验，改为由公会代表统一化验”。如乌梅丸、附子理中丸等方分别出自《伤寒论》和《太平惠民和剂局方》等。

对少数时方，如立止咳嗽丸、逍遥散、山楂丸等，慎重审定。“邀请同业中之年高有德经验宏富者，聚首研商，征集各同业所本成方，校其同异，同者存之；如有小异者，则据医经以正之，然后订为公用之信方，俾昭划一之实而杜参差之弊。”

第二，药名多用简称，简洁明了。如“十全丸”“补中丸”“金匮丸”“化痰丸”等药品，考其配方和分量，分别是十全大补丸、补中益气丸、金匮肾气丸、清肺化痰丸等药品。

药名多用简称，在中药标准中不多见。与《云南省药品标准》（1974年）或《中国药典》相比，这一特点异常突出，反映了药铺制售中的实际称呼。这些称呼宛如出自药工、病家之口，毫无拗口生涩之感。在业内，这些简称的指代是明确的、无歧义的，表现了中医药在使用过程中的文化认同和变迁，具有文化学意义。

第三，标有分量。《昆明方目》中每味药材下均标有分量，便于药工称量下药。作为“配合成药之标准”，该方目是实际操作的指南，因而分量并未珍秘不宣或含糊其辞。

标有分量使《昆明方目》具有实际意义。有的方目或仅有药名而没有分量，或仅有方解而无成分和分量，不适用于成药制造。而《昆明方目》

标有分量，是药工的配本，对成药修制可起到规范作用。

此外，《昆明方目》虽未单列制法专项，但沿袭传统，在少数药材前加修制方法，如“炙口芪”“炙甘草”“炙远志”“盐炒泽泻”“乌鸡一只煮捣加入”“炒黄芩”“淡豆豉”“煅龙骨”等，均指明具体制法。

三、影响和价值

《昆明方目》编成后，上报给民国政府卫生署备案。1942年8月之前，昆明市国药业同业公会常务委员赵權把《昆明方目》上报给云南全省卫生实验处。云南全省卫生实验处处长缪安成于1942年8月29日将《昆明方目》呈报云南省民政厅。同年9月28日，云南省民政厅厅长李培天又呈报云南省政府主席龙云。同年10月24日，云南省政府备文《函卫生署查照昆明市国药业同业公会化验成药配合方目录》，将《成药配合方目录》即《昆明方目》上报到民国政府卫生署备案（云南省档案馆，档号：1106-005-01723-028）。

《昆明方目》是昆明药铺实际经验的总结，又是制造技艺的提炼，在中药史上占据重要位置。《昆明方目》的价值主要在于以下几方面。

一是传承了古方古法。中医药从内地传入云南昆明，保留传统方药，相沿不替。民国时期，昆明中医药继承了前清的衣钵，如师徒传习、前店后坊、帮会或国药业同业公会、定期集会、施药贫民等传统，行业自律严格。尤其祖创而世代传承的名方，成就了药铺经济，形成了“精工修合丸散膏丹，遵法炮制生熟饮片”的行规和店规。

福元堂、寅生堂、福林堂等药铺制售的补中益气丸，福林堂、寅生堂、大安堂等药铺制售的归脾丸、参苓白术散，杨衡源保龄药室、张鸿记药号等药铺制售的附子理中丸，大安堂的卫生丸，云深处松鹤庐药房的阮氏上清丸，利济堂的痧气丸，姚济药号的银翘散、逍遥散，福林堂的糊药，翟玉六药房的立止咳嗽丸……世代传承，遵法炮制。这些古方多收入《昆明方目》，“效能丕著，社会利赖”，是民国时期昆明中成药的精粹。

二是规范了制药工艺。编订《昆明方目》之时，正值抗日战争全面爆发，日本帝国主义的文化入侵已白热化。

日本侵略者扶持的汪精卫政府，1929年通过“废止旧医以扫除医事卫生之障碍案”，企图取缔中医药。云南中医药界推举中医吴佩衡赴上海，与全国中医药界一起抵制政府的反动政策。1936年迫使政府倡导和保留中医药。此后，“加紧自强，抗战守土”的呼声高涨。作为“群起而振作之”的具体行动，昆明市药材业同业公会编印《昆明方目》，旨在规范成药制售，“惕吾药之修合，向之配制精确者，俾更自奋自勉，精益求精；向之敷衍疏忽者，俾自警自觉，亟思改善”。《昆明方目》的印行规范了民国时期昆明中成药的制造工艺。

三是保存了珍贵的中药非物质文化遗产。制药经验、知识、技艺等非物质文化遗产是最容易流失或消失的。人亡艺绝后，文字记录可补之。《昆明方目》记载了近代昆明中药的成分、分量及部分制法，保存了中药非物质文化遗产信息，为中医药科学研究和制作改进提供了珍贵史料。

1954年，昆明市人民政府卫生局收集和整理昆明药铺的成药，编成《昆明市人民政府卫生局审查合格国药八十一种成药配方目录》（简称《昆81方》）。民国档案《昆明方目》成为中华人民共和国《昆81方》的蓝本。《昆明方目》承前启后，成为昆明中医药史上一本重要医籍。

《昆明方目》所载药方源流，可参考《民国档案〈昆明方目〉方源初考》[①]。

四、档案选本

《昆明方目》始见于民国时期的档案里，称“成药配合方目录”或“方目”。

2014年3月征集医药典籍，获得一本册子，封面题名《卫生实验处化验合格药材业同业公会选定各种成药配合方目录》，题名较长，共3排，前两排并列于封面上部，后一排处于封面下部，字号一致。序言后刻有

①杨祝庆：《民国档案〈昆明方目〉方源初考》，《云南中医中药杂志》，2017，第2期，第48—55页。

“云南药材业同业公会同人谨序”和“民国二十八年一月”；正文首页题名“昆明市药材业膏丹丸散目录”。

经鉴定，该本即为档案内的“成药配合方目录”。

《昆明方目》为右侧线装，石印本，棉纸，正文楷体，书法工整，无板框，无界行，版心高18.5cm，宽11.6cm。正文27叶（54页），每半页7行，每行20字，小字双行同。繁体竖排。序言1篇。无目录和跋。书品好，封面和内页泛黄，有零星斑损（见本书书前插图）。现藏于昆中药公司综合档案室。

本次整理以昆中药公司综合档案室藏本为底本。